보건소
건강증진 이야기

이주열 · 이인숙 공저

메디컬코리아
Medical Korea

머리말

2008년 10월은 보건소에서 건강증진사업이 시작된 지 10년이 되는 시점이다. 건강증진사업은 보건소 내부적으로나 지역사회에 많은 변화를 가져왔다. 개인적으로 지난 10년은 무척 바쁘고 힘든 시간이었다. 그러면서도 행복했던 시간이었다. 전국 보건소로부터 부담스러울 만큼 큰 관심과 격려를 받았다. 오직 열정만으로 사업에 참여했던 시절도 있었고, 지식과 경험을 근거로 새로운 사업을 개발했던 시절도 있었다. 건강증진과 관련된 중앙 정부의 여러 정책에 핵심적으로 참여할 기회도 있었다. 지나온 시간을 돌아보면 무거운 책임감을 갖지 않을 수 없다. 이 책은 이런 책임감에서 조금이나마 벗어나려고 그 동안의 자료를 정리한 것이다.

이 책은 보건소 건강증진사업에 참여하는 분들이 활용할 수 있도록 구성되었다. 전체 내용은 3부로 이루어져 있으며, Ⅰ부 역량 키우기, Ⅱ부 사업방법 이해하기, Ⅲ부 사업운영 배우기, 부록 등이다. Ⅰ부는 보건소 직원들에게 전하는 메시지, Ⅱ부는 건강증진사업 방향 설정에 도움이 될 학술적 내용, Ⅲ부는 사업담당자가 쉽게 따라 할 수 있는 실무 절차와 관련된 내용이다. 마지막 부록에는 지역사회 진단을 할 때 필요한 통계학의 기초내용을 수록하였다.

이 책의 초안을 구상한 것은 2007년 상반기였는데, 게으른 탓에 해를 넘겨 마무리하게 되었다. 다행스러운 것은 집필이 지연되는 과정에서 Ⅲ부를 작성한 이인숙 선생님의 도움을 받게 되어 매우 의미 있는 원고를 수록할 수 있게 되었다. 이 선생님은 2002년도부터 당진군 보건소 건강증진사업을 담당하다가 2004년부터 3년간 미국에서 보건행정을 공부하셨다. 2007년부터 다시 보건소 건강증진사업을 담당하고 있기 때문에 이론과 실무에 가장 능통한 분이라 할 수 있다.

이 책이 현장 실무자들에게 조금이라도 도움이 될 수 있다면 저자들에게는 더 없는 기쁨이 될 것이다. 미흡한 자료를 멋진 책으로 만들어 주신 메디컬코리아 직원들께 고마움을 전하며, 공동저자인 이인숙 선생님께 진심으로 감사를 드린다.

2008년 10월

이주열 드림

차 례

건강증진 이야기

제 1 부

역량 키우기

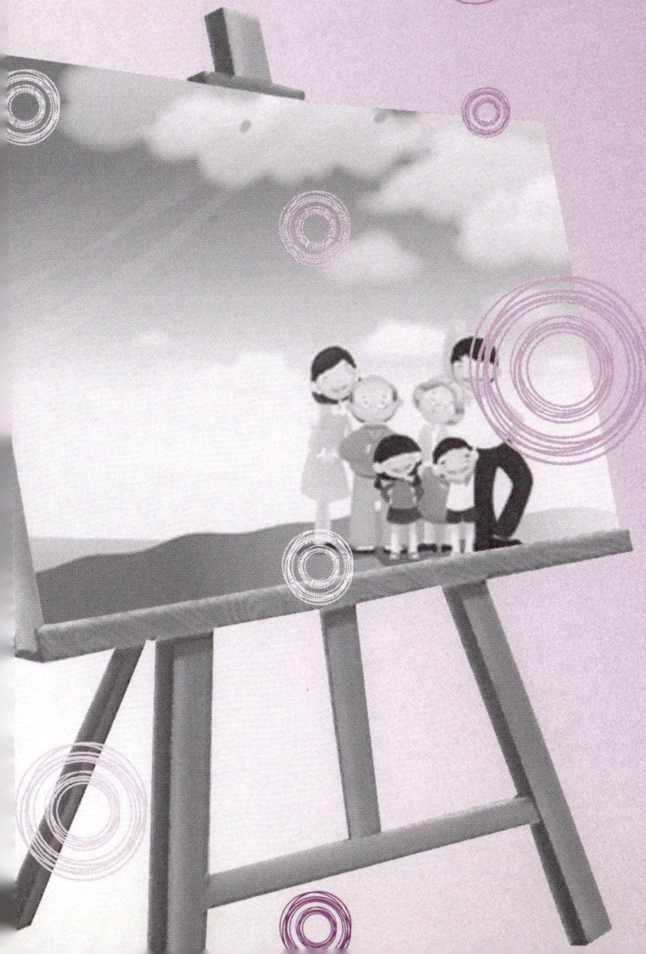

1

지역사회 여건을 고려하라

실내 전면 금연과 길거리 흡연구역 지정에 관심을 가지고 홍콩을 방문한 경험이 있다. 20년 이상 그곳에 거주하고 계시는 분의 안내를 받은 덕분에 홍콩의 사회문화적 특성에 대해 자세히 설명을 들을 수 있었다. 소득이 4만 불이라고 했다. 그리고 미래가 예측 가능하고 엄격한 법이 적용되는 사회라고 했다. 실내 금연과 길거리 흡연구역 지정이 가능한 것은 그 정책을 받아들이고 준수할 만큼 홍콩 사회가 전반적으로 성숙되어 있기 때문이다. 소득 2만 불 시대의 우리 사회가 무작정 따라 갈 수 없는 영역을 느낄 수 있었다. 홍콩 여행을 통해서 '정책은 살아 숨쉬는 유기체' 라는 사실을 다시 한 번 더 생각하게 되었다.

정책은 시대적, 사회적으로 수용 가능해야 한다. 정책은 살아 있는 생명체와 같아서 그 환경이 적합하지 않으면 생존할 수 없기 때문이다. 아무리 훌륭하고 외국에서 성공한 정책이라 하더라도 우리의 현실 여건에 적합하지 않으면 그 정책은 성공할 수가 없다. 정책이 사회변화를 이끌기도 하지만, 정책이 성공하기 위해서는 사회적 여건이 조성되어야 한다. 이런 점에서 본다면, 어떤 사업을 추진할 때 중요하게 고려되어야 하는 것 중의 하나가 적절한 시기이다. 같은 내용을 전달하더라도 말하는 사람의 억양, 말투, 표정에 따라서 청중이 전혀 다르게 받아들이고 반응 하듯이 정책도 마찬가지다. 정책의 내용도 중요하지만 더 중요한 것은 정책이 추진될 사회체계에 대한 고려이다. 정책을 결정할 때는 실현 가능성을 중요하게 고려해야 한다. 실현 가능성은 정책과 관련된 사회적 여건에 대한 검토이며, 정책 실현 시기에 대한 검토이다. 그런데 우리나라의 경우 새로운 정책이 결정될 때에 추진될 정책과 관련된 사회체계보다는 정책의 방향이나 내용, 외국 사례에 대해서 주로 관심을 갖는다. 이런 이유로 훌륭한 정책이 실현 과정에서 왜곡되기도 하고 처음의 목적과는 다른 결과가 나오게 된다. 최근 국가적으로 문제가 되고 있는 보건 분야의 대부분 이슈들은 이와 관련되어 있다. 정책이 추구하는 목적이나 방향이 옳다고 해서 그 정책을 바로 시행할 수 있는 것은 아니다. 우리 사회가 새로운 정책을 수용할 만큼의 여건이 조성되어 있느냐 하는 것과 새로운 정책이 우리 현실을 정확히 고려해서 설계되었느냐 하는 것을 검토해야 한다. 왜곡된 형태로 운영하는 것 보다는 시기를 조금 늦추더라도 모두에게 도움이 되는 제도로 운영하는 것이 바람직하다. 우리 속담에 '뱁새가 황새 따라 가려면 다리가 찢어진다'고 했다.

언론에 특정 보건소의 성공 사례가 소개되면 앞을 다퉈 그 사업을 시작한다. 그러나 많은 경우 긍정적인 결과보다는 부정적인 결과나 일시적인 사업으로 종결된다. 그 이유는 간단하다. 특정 보건소에서 그 사업이 필요한 이유와 가능한 여건이 다른 보건소에서는 다르기 때문이다. 새로운 사업을 성공시키고자 한다면, 사업내용을 참고하고 여건을 고려해서 재설계해야 한다. 그렇지 않으면 새로운 사업은 성공할 수 없다.

2

보건소의 비전을 제시하라

얼마 전 보건소장 몇 분과 자리를 함께할 기회가 있었다. 이런 저런 이야기를 나누다가 이야기는 자연스럽게 보건소 운영으로 집중되었다. 사람 관리의 어려움, 사업평가, 직종 간의 갈등 등 각자가 가지고 있는 고민을 털어 놓고 함께 해결 방안을 생각해 보는 시간이 되었다. 그런데, 함께 대화를 하면서 보건소를 바라보는 관점이 조금씩 차이가 있다는 것을 느낄 수 있었다. 주관적 판단이기는 하지만, 보건소를 병원처럼 생각하는 분도 계셨고 편안한 직장 정도로 생각하는 분도 계셨다. 너무 의욕이 넘쳐 걱정스러운 분도 계셨고, 가슴 답답한 말씀으로 일관하는 분도 계셨다. 보건소의 비전이 무엇이냐고 질문을 던졌다. 돌아오는 대답은 침묵과 '국민 건강증진', '건강수명 연장' 등 너무나 익숙한 단어들이었다. 또 한 번 가슴 답답함을 느끼기에 충분했다.

보건소장이 해야 될 핵심 역할은 보건소의 비전을 제시하고 공동된 목표를 위해서 직원들이 적극 참여할 수 있도록 분위기를 만드는 것이다. 비전이란 보건소가 나아가야 될 미래의 바람직한 방향을 말한다. 보건소장과 중간관리자, 사업담당자의 역할은 구분된다. 물론 어떤 영역에서는 일정 부분 중복되기도 하지만 기본적으로는 서로 다른 역할을 가지고 있다. 더 정확히 말하면 보건사업을 바라보는 관점에 차이가 있어야 한다. 예를 들어 특정 사업계획서를 만든다고 할 때, 담당자는 사업내용에 대해서 중간관리자는 다른 부서와 연계 등 행정적 관점에서 보건소장은 주민, 단체장, 의회와의 관계 등 정치적인 관점에서 사업계획서를 검토해야 한다. 보건소장이 아주 세부적인 사업내용에 대해서 하나하나 간섭하거나 심지어 사업계획서의 편집을 지적하고 있다면 정상적 역할 수행이라고 하기는 어렵다. 이런 것들은 중간관리자의 역할이다. 보건소장은 중간관리자나 사업담당자와는 다른 관점으로 보건사업과 보건소 조직을 바라보아야 한다. 직위가 바뀌면 바라보는 관점이 변화되어야 한다. 담당자에서 팀장 또는 소장으로 승진하면 보건사업을 바라보는 관점도 승진되어야 한다. 직위가 바뀌었는데도 기존과 똑 같은 관점으로 보건사업을 바라보고 분석한다면, 이것은 자기의 역할이 무엇인지를 모르는 것이다.

보건소장은 우리 지역의 여건과 특성을 고려해서 보건소의 비전을 제시하고 모든 직원들이 실천할 수 있도록 지원해야 한다. 보건소 전체의 비전이 해당 부서와 각 사업에 스며들 수 있도록 유도해야 한다. 비전만 제시되고 각 부서에서 구체적인 사업으로 추진되지 못할 경우 비전은 단순한 구호로 끝나게 된다. 1년에 한번쯤 전체 직원들이 보건사업 추진 방향을 가지고 워크숍을 하거나 사업평가대회 혹은 비전 결의대회를 하는 것도 좋은 방법이다. 핵심은 직원들 간의 의사소통이 원활히 진행될 수 있는 개방된 조직으로 만들어야 한다. 보건소장의 역할은 어떤 경우에는 앞에서 이끌어 가지만 대부분의 경우 뒤에서 직원들을 도와주는 역할을 담당해야 한다. 보건소의 비전과 나아가야할 방향을 제시하는 것이 전부가 아니기 때문이다. 더 중요한 보건소장의 역할은 전체 직원이 보건소의 비전과 방향을 공유하고 실천할 수 있도록 지원하는 것이다.

3

중장기 계획이 필요하다

보건소 사업대상자는 제한적이다. 저소득층이나 취약계층 중심으로 많은 사업이 추진되고 있다. 그런데 실제 사업 대상자는 저소득층과 취약계층에서도 극히 일부로 제한되는 경우가 많다. 문제대상자와 사업대상자 간의 차이가 지나치게 크다. 사업성과는 사업대상자에 대한 만족도 조사결과와 연인원의 개념으로 제시된다. 예를 들어 어떤 지역에 정신보건서비스를 제공해야 할 대상자가 1천명이라고 한다면, 실제 서비스 대상자는 30명 정도이다. 30명이 1년 동안 1인당 10회 서비스를 받았다면, 300명으로 서비스 제공자를 보고(연인원의 개념)한다. 당연히 서비스를 제공받은 대상자는 만족도가 높을 수밖에 없다. 그런데, 만족도로 사업이 성공적이었다고 평가한다. 아주 특별한 이유가 없는 한 매년 사업대상자도 사업방법도 동일하다.

과연 무엇을 위한 사업인가? 국가 보건서비스의 한계가 어디까지인가? 사업을 열심히 하지만 대상자는 소수에 불과하며 별로 개선되지 못한다. 비록 서비스를 받은 몇 사람은 개선될지 몰라도 전체 대상자를 고려하면 아무런 변화가 없는 것이나 마찬가지다. 국가가 모든 책임을 끝까지 하겠다는 식이다. 한번 서비스 대상자가 되면 죽을 때까지 서비스를 받게 된다. 관리 대상자가 줄지 않으니 사업하는 입장에서는 더 이상 대상자를 확대할 여유가 없다. 예산과 인력은 늘어나지만 실제 수요자 입장에서는 별로 달라지는 것이 없다. 현재의 서비스 운영 방식에서는 이런 결과는 필연이다. 서비스 제공에 대한 새로운 접근이 필요하다.

보건복지가족부가 2007년 하반기부터 시작한 전국 11곳의 의료급여 텔레케어 시범사업은 종전의 사업 운영 방식과 다르게 설계되었다. 사업대상자를 명확히 해 두고 모든 대상자에게 1년 동안 최소한 한 번의 서비스를 제공(one touch care)하도록 하였다. 모든 대상자에게 서비스를 제공하고자 한다면 기준이 있어야 한다. 얼마까지 서비스를 제공해야 하는가? 어디까지 제공해야 하는가? 이 기준을 만들고 사업기간 동안 전체 대상자에게 서비스를 제공할 수 있도록 하였다. 사업기간은 얼마든지 여건에 따라 설정할 수 있다. 의료급여 텔레케어 시범사업에서는 1년이라는 기간을 제시했지만, 필요한 경우 2년 또는 3년으로 할 수도 있다. 중요한 것은 이 기간 동안 전체 사업대상자에게 서비스를 제공하는 것이다. 물론 세부 사업 운영 방식은 변화가 가능하지만, 핵심은 전체 대상자에게 서비스를 제공하는 것이다. 지역사회 전체를 하나로 보고 문제 대상자의 분포를 파악하고 그 대상자를 관리하는 사업설계가 이루어져야 한다. 지역사회 접근이 고려되어야 한다. 현재는 개인적 접근으로 특정 대상자에게만 서비스가 제한되고 있다.

이렇게 하기 위해서는 우선적으로 국가 서비스의 한계 즉, 어디까지 국가가 책임 질 것인가에 대한 기준이 설정되어야 한다. 그 다음으로 중요한 것은 기존 방식에 익숙한 사업담당자들에게 새로운 운영 방법을 교육시키는 것이다. 아무리 새로운 방법이라 할지라도 운영하는 담당자들을 충분히 교육시키지 못한다면 그 성과를 얻기 어렵다. 가장 효과적인 방법은 사업초기 단계에 관련 전문가의 도움을 받아서 함께 정기적으로 모니터링 회의를 하고 해결 방안을 모색하는 것이다.

4

1차예방 활동이 핵심이다

건강문제를 단순히 질병에 대한 치료로 생각하는 경향이 강하다. 예방이 중요하다고 늘 이야기 하면서도 실제 정책의 대부분은 치료와 관련되어 있다. 만약 예방이 강화되고 예방으로 질병이 크게 감소된다면 의료시장은 위축될 수밖에 없다. 민간의료 영역에서 예방에 관심을 기울이기는 어렵다. 극단적으로 예방효과로 환자 수가 감소하여 현재의 병의원 대부분이 문을 닫게 되는 상황이 발생하더라도 임상 의사들이 예방을 강조할 것인가? 그렇지 않을 것이다. 결국 의사들에게 국민의 건강은 명분은 될지 몰라도 실리는 아니다. 그런데, 자본주의 사회에서는 실리 중심으로 사람들의 행동이 결정된다는 것은 상식이다.

공공분야에서는 예방 중심으로 접근하는 것이 필수적이다. 공공 병원도 예방 중심의 진료활동을 담당하도록 해야 한다. 예방을 위해서 가장 우선적으로 고려되어야 하는 것은 보건교육이다. 유치원부터 초중고등 학교에 이르기까지 살아가면서 필요한 건강정보와 건강한 생활습관을 가르쳐야 한다. 필요한 예방접종과 필수적인 건강서비스를 제공하는 것이 이 단계에서 이루어져야 한다.

살아가면서 가장 중요한 것이 건강이라는 사실을 알면서도 우리 학교에서는 체육시간에 운동하고 보건교사의 몇 시간 교육으로 끝난다. 병원 이용방법도 약에 대한 기본 정보도 없다. 그냥 아프면 병원에 가라는 식이다. 이것이 과연 예방인가? 아프면 병원에 가도록 유도하고 건강보험재정이 적자가 난다고 아우성이다. 국민들의 건강향상을 위해서 아무런 노력을 하지 않은 정부는 건강보험 재정 적자 타령을 한다. 민간 중심의 의료체계에서 공공 분야의 예방을 강화하지 않고 건강보험재정 문제를 해결할 수 있는 방법은 보험료 인상, 의료수가 인상 억제, 급여 제한 등의 방법 외에는 뚜렷한 묘책이 없을 것이다. 그런데, 이런 방법은 모두 국민들에게 피해를 준다는 것이다. 예방 중심으로 보건의료체계를 개편하지 않고는 국민의 건강은 말할 것도 없거니와 건강보험 재정 적자 문제를 해결할 수 없다.

또한, 최근에는 예방을 건강검진과 동일시하는 경향은 극히 우려가 된다. 건강검진은 질병의 조기발견을 위해서 중요하며, 이를 2차예방이라고 한다. 건강검진은 질병이 발생하지 못하도록 하는 사전 예방적 활동이 아니라 발생된 질병을 빠른 시기에 발견하여 치료하는 것이다. 예방이라고 하면 1차예방을 무시한 채 치료와 관련된 건강검진 중심으로 생각하는 것은 개선되어야 한다. 진정한 예방은 1차예방이기 때문이다. 보건서비스는 구호중심의 서비스 개념에서 벗어나 예방적 서비스가 되어야 한다. 의료적 관점으로 보건소 사업을 이해하면 정답이 보이지 않는다. 물론 보건소에서 일차의료가 제공되고 있지만 이것은 취약계층을 위한 최소한의 공공의료일 뿐이다. 보건소 전체 업무에서 진료가 차지하는 위치를 보면 보건소의 기능이 무엇인지 알 수 있다. 진료 업무도 예방접종, 모자보건, 성병관리, 결핵관리 등의 1차예방활동과 대부분 관련되어 있다. 보건소에 근무하는 모든 직원은 지역보건사업에 대한 이해가 필요하다. 진료실의 의사와 간호사도 지역보건 활동을 이해하고 있어야 한다. 왜냐하면, 모든 직원은 보건소의 핵심 기능을 알고 이를 실현해야 하기 때문이다.

5

주민과 함께 사업을 운영하라

상당수의 보건의료정책은 소비자인 국민의 입장을 충분히 반영하지 못하고 있다. 정책개발과정에서 전문가들의 의견을 수렴하거나 자문을 받는데 이것을 소비자의 입장이라고 착각해서는 안 된다. 이것은 정책 추진 과정에서 발생할 수 있는 문제점을 점검한다는 측면에서는 유용한 방법이지만 소비자의 요구를 파악할 수 있는 방법은 아니다. 이러다 보니 소비자는 없고 공급자만 존재한다. 새로운 정책이 개발될 때는 여러 측면에서 충분한 검토가 필요하다. 특히, 소비자의 입장에서 필요한 것과 해결되어야 할 문제가 충분히 파악되어야 한다. 보건소에서 새로운 사업을 기획할 때 직접 주민을 만나서 의견을 듣는 것 보다는 다른 보건소의 사업을 벤치마킹하고 과거의 경험을 참고할 뿐이다. 역시 소비자인 주민의 의견은 반영될 여지가 거의 없다. 더욱 안타까운 것은 주민을 보건소에서 제공하는 서비스를 받는 대상자로 볼 뿐 함께 보건사업을 하는 동반자로 보지 않는다는 것이다. 일부 보건소 직원들은 지역주민 참여의 활성화라는 멋진 표현은 교과서나 강의에 등장하는 용어로 간주한다. 현실적으로 어렵고 성가신 일이라고 생각한다.

지역주민은 사업대상자이기도 하지만 보건소와 함께 사업을 운영할 주체라는 사고의 전환이 필요하다. 보건소 자체적으로는 전체 주민을 대상으로 사업을 감당할 여력이 없다. 그러나 지역주민과 함께할 경우

충분히 가능하다. 고혈압 사업을 예를 들어 보자. 현재 보건소에서는 소수의 고혈압 환자를 등록하여 관리하거나 고혈압 관리방법에 대한 교육홍보를 실시하고 있다. 보건소 담당자 1-2명이 1년 동안 아무리 열심히 하더라도 사업대상자는 소수에 불과하다. 이번에는 주민과 함께하는 고혈압 사업을 생각해 보자. 보건소로부터 고혈압 관련 서비스를 받는 소수의 환자들을 활용하여 지역사회의 고혈압 환자에게 건강정보를 제공하게 하거나 보건소로 연계될 수 있도록 안내하게 할 수 있다. 아니면, 노인회, 부녀회, 운동 동우회 등의 도움을 받아서 고혈압 관련 홍보물을 지역사회 전체에 배포할 수 있다. 이들 지역사회 단체 회원을 대상으로 좀 더 체계적인 교육을 실시하여 고혈압 환자 발굴에 적극 참여하도록 할 수도 있다. 최근 건강증진사업의 경우는 지역주민과 함께하는 사업이 많이 개발되고 있다.

지역주민은 보건소 사업대상자일 뿐 만 아니라 보건소와 사업을 함께 하는 동반자이다. 이제 보건소 사업은 담당자 혼자서 한다는 생각은 버려야 한다. 담당자는 지역주민과 함께 할 수 있는 사업방법을 찾아야 한다. 사업을 개발하고 사업계획을 만들 때 서비스에 대한 지역주민의 요구도를 파악하는 것 뿐 만 아니라 지역주민이 참여할 수 있는 방법을 함께 모색하는 것이 고려되어야 한다. 지금처럼 책상에서 중앙의 사업 안내서를 참고로 사업계획서를 작성하는 방식은 지양되어야 한다. 전문가에 의존하는 방식도 지양되어야 한다. 힘들더라도 지역주민과 함께 고민하고 해결 방안을 찾는 것이 최선의 방법이다.

6

사업목적을 기억하라

복싱하라고 링을 만들어 주었더니 그 위에서 춤을 추고 있다. 춤도 잘 추고 보는 관객들이 만족한다면 그대로 내버려 두어야 할까? 혹자는 관객이 좋아하니 링을 만든 당초 목적이 뭐가 중요 하냐, '그냥 좋으면 되지' 라고 할 수 있다. 또 한편으로는 링을 만든 목적과 실제 사용이 다르니 춤추는 것을 중지시켜야 한다고 할 수 있다. 소비자가 만족하면 만사형통될 수 있는 것일까? 쉽지 않은 질문이다.

그동안 우리 보건정책은 지나치게 서비스 중심의 접근과 대상자 만족도 중심으로 추진되었다. 당초 사업의 목적이 때로는 간과되고 심지어 망각되어 관성의 법칙처럼 그냥 반복적으로 사업이 운영되는 부분도 있다. 서비스를 중단할 경우 민원이 제기된다. 당연한 일이다. 받는데 익숙한 대상자는 받던 서비스가 중단되면 당연히 불만과 문제를 제기한다. 마치 링에서 춤추고 있는 것을 보고 링을 만든 목적에 부합되지 않는다고 춤추는 것을 중단하도록 하면 춤추는 것을 보던 관객들은 당연히 이의를 제기할 수밖에 없다.

그래서 사업초기가 중요하다. 사업초기에 사업목적에 부합되도록 정착시키지 않으면 나중에 사업내용을 변경하기는 쉽지 않다. 특히 새로운 방법으로 사업을 시작할 경우 사업의 목적을 명확히 하고 운영과정을 지속적으로 모니터링하지 않으면 원래의 방법으로 회귀한다. 왜냐하면, 사업담당자는 처음에는 새로운 방법으로 시작하더라도 기존 방법에 익숙하기 때문에 얼마 지나지 않아 익숙한 방법으로 사업을 하게 된다. 새로운 방법을 성공적으로 정착시키기 위해서는 충분한 교육과 모니터링을 통해서 지속적으로 사업의 목적을 알려주어야 한다. 보건소의 사업계획서를 살펴보면, 대부분의 경우는 사업목적이 너무 추상적이고 광범위하다. 사업목표가 수량화된 성과지표로 표현되는 것과 달리 사업목적은 추진될 사업의 방향을 명확히 알 수 있도록 설명되어야 한다. 사업이 추구하는 것, 사업이 달성하려고 하는 것을 암축된 언어로 설명해야 한다. 우리들은 멋진 문구나 표현에 익숙해서 사업목적을 멋지게 꾸미는데 많은 시간을 할애할 뿐 정작 중요한 담아야 할 내용에 대해서는 별로 고민을 하지 않는 것 같다. 사업목적에 따라 사업대상자, 사업내용, 사업방법이 결정되기 때문에 사업목적을 결정하는 것은 대단히 중요한 과정이다. 예를 들어 건강형평성을 확보한다는 내용이 사업목적에 포함될 경우 사업대상자는 취약계층 또는 저소득층이 포함되어야 한다. 그리고 대상자에게 필요한 사업내용과 접근할 수 있는 사업방법이 제시되어야 한다.

일을 하다보면 열심히 하는데 무엇을 위해서 하고 있는지 생각도 없이 그냥 열심히 하는 경우가 종종 있다. 그냥 열심히 하는 것도 중요하지만 올바른 방향으로 열심히 해야 시간이 지나서 그 성과를 얻을 수 있다. 특히 보건사업은 명확한 방향을 가지고 3-4년 지속적으로 추진해야 그 성과를 얻을 수 있다. 사업목적이 명확하지 않을 경우 얼마 지나지 않아 포기하게 된다. 사업목적과 부합되지 않는 사업내용은 과감히 정리할 수 있어야 한다. 사업목적과 상관없이 주민이 좋아하는 것을 추진할 경우 보건사업의 성과를 기대하기는 어렵다. 많은 보건사업들이 사업목적을 잊어버리고 표류하고 있다. 그래서 사업방향이 중요하다.

7

사업안내서를 활용하라

최근에 네비게이션이 큰 인기를 끌고 있다. 찾아 갈 장소를 정확히 안내를 하기 때문에 자동차를 운전할 경우 보통 편리한 것이 아니다. 나도 전혀 모른 길을 가거나 어슴푸레한 길을 갈 때는 네비게이션을 이용한다. 그러나 잘 아는 길을 갈 때는 네비게이션을 켜지도 않는다. 재미있는 것은 모르는 길을 갈 경우에도 네비게이션을 대한 나의 태도가 다르다는 것이다. 전혀 모르는 길을 갈 때는 자동차에 오르는 순간부터 도착 지점까지 네비게이션에 의지한다. 그러나 어슴푸레한 길을 갈 때는 내가 알고 있는 길이 나올 때까지만 네비게이션에 의지하고 그 이후에는 꺼 버린다. 나만 그런지도 모르겠다.

많은 분들이 보건사업에 이용할 네비게이션이 있었으면 좋겠다고 한다. 나도 비슷한 마음이다. 그래서 중앙 부처에서는 사업안내서를 만들어 일선 보건소에 제공한다. 그런데 사업안내서는 우리가 기대하는 네비게이션의 기능을 갖고 있지 않다. 때로는 사업방향을 더 혼란스럽게 하는 경우도 있다. 사업안내서가 네비게이션의 기능을 모두 충족하기는 어렵다. 기본적이고 핵심적인 사업방향만 제시할 뿐이기 때문이다. 그런데, 신규 담당자의 경우는 사업안내서를 꼼꼼히 읽어 보지만 1년 이상 사업을 맡고 있는 담당자는 신규 사업안내서를 대충 한번 살펴보는 경우가 많다. 그 만큼 일에 자신감이 있고 나름대로의 접근 방법이 있다는 것을 의미한다. 새로운 사업을 맡게 되면 가장 우선적으로 해야 할 일은 관련 사업안내서를 읽는 것이다. 전임자나 전문가의 이야기를 듣는 것도 중요하지만 사업안내서를 읽고 이해하는 것이 가장 중요하다. 그리고 사업안내서는 항상 담당자 곁에 있어야 한다. 사업을 운영할 때 언제나 네비게이션 역할을 해야 한다. 비록 기능이 충분하지는 않지만 최소한 담당자가 사업목적에 부합되는 일을 하도록 이끌 수는 있다. 사업안내서의 부족한 부분은 담당자의 자기 학습과 정보교류를 통해서 보완할 수 있을 것이다.

보건소 사업과 관련하여 중앙 부처에서 해야 될 일중의 하나는 매년 발전된 사업안내서를 만드는 것이다. 관련 전문가 집단으로 하여금 현장의 의견을 수렴하여 미흡한 점을 보완하고 새로운 사업방법을 수록한 사업안내서를 발간하도록 해야 한다. 단순히 담당 공무원이 책상에 앉아 이미 발간된 안내서의 숫자나 문구 몇 자 바꾸는 것으로 신규 사업안내서를 발간해서는 안 된다. 그런데 아직도 이렇게 일을 하는 중앙부서가 있다는 것이 마음 아프다. 매년 중앙에서 내려오는 사업안내서가 지난해의 것과 큰 차이가 없는 것이 현실이다. 이러다 보니 담당자들은 신규 사업안내서가 내려와도 세심히 읽어 보지 않게 된다. 오히려 중앙교육이나 시도가 주관하는 업무회의에 참석해서 필요한 정보를 얻는 경우가 많다.

그러나 부족하지만 사업안내서는 여전히 네비게인션이라는 점을 기억해야 한다. 담당자뿐만 아니라 팀장, 보건소장도 반드시 읽어야 한다. 보건소장실에는 보건소의 모든 사업안내서가 비치되어 있어야 한다. 중앙에서 배포된 수량이 적으면 제본을 해서라도 팀장과 보건소장은 사업안내서를 가지고 있어야 한다. 더 중요한 것은 사업안내서를 읽는 것이다. 사업안내서는 담당자만 참고하는 자료라는 인식을 바꾸어야 한다.

8

지역사회 자원을 활용하라

각 업무는 1명의 담당자가 지정되어 있거나 1명이 여러 업무를 동시에 담당하기도 한다. 이런 여건에서 폭 넓게 보건사업을 수행한다는 것이 쉽지 않다. 사업 담당자가 혼자서 일을 감당하겠다고 생각한다면, 지역 전체의 사업대상자에게 서비스를 제공하는 것은 불가능하다. 그래서 보건사업을 수행할 때는 반드시 지역사회 자원을 활용해야 한다.

성과목표 중심으로 보건사업을 바라보면 사업목표를 달성하는 것이 최우선 과제이다. 보건소 혹은 담당부서가 아니어도 상관없다. 당초의 사업목표를 달성하면 되는 것이다. 이렇게 하기 위해서는 보건소 중심의 사고에서 벗어나야 한다. 지역사회 자원을 활용할 수 있는 능력을 키워야 한다. 그리고 공급자 중심의 사고에서 소비자 중심의 사고로 전환해야 한다. 소비자인 주민의 입장에서 보면 필요한 서비스를 제공받으면 되는 것이지 꼭 보건소에서 서비스를 받아야 할 이유가 없다. 보건소는 공공기관이라는 특성을 충분히 활용해서 지역사회의 다양한 자원을 동원할 수 있어야 한다. 서비스 중심의 사고에서 행정 중심의 사고로 전환해야 한다는 내용도 이와 관련되어 있다. 보건소가 직접 서비스를 제공하는 것도 중요하지만 더 중요한 것은 서비스가 필요한 모든 대상자에게 서비스가 제공될 수 있도록 하는 것이다.

지역사회 자원을 활용하기 위해서는 평소 보건소와 지역사회의 각

단체 및 조직과 교류가 중요하다. 공식적인 공문에 의존해서 일을 처리할 경우 형식적으로만 진행될 뿐 효과적인 성과를 얻기는 어렵다. 보건소에서 활용 가능한 지역사회 자원은 의사회, 치과의사회, 한의사회, 약사회, 보건교사회, 노인회, 각종 체육단체, 부녀회, 해병전우회, 퇴직자 모임, NGO, 각종 학원 단체, 복지관, 체육시설, 학교, 병원 등 무수히 많다. 지역보건의료계획심의위원회를 적극 활용하여 이들 자원과 연계할 수도 있고, 정기적으로 지역사회의 단체 및 조직들과 워크숍을 운영할 수도 있다. 단순히 서류 요건을 충족시키기 위한 위원회 운영이나 워크숍이 아니라 실제적인 활동이 포함되어야 한다. 여기에는 인내와 계획이 필요하다. 한두 번 운영하고 포기할 것이 아니라 2-3년 정도의 시간을 가지고 꾸준히 보건소가 적극적으로 나서면 분명 지역사회 네트워크가 형성될 수 있다.

이런 활동에는 보건소장의 의지와 노력이 무엇보다 중요하다. 직접 단체나 조직을 찾아 나서야 한다. 그리고 담당자는 구체적인 사업계획서를 작성해서 도움이 필요한 영역과 공동으로 추진할 수 있는 영역을 제시하고 사업을 통해서 얻게 되는 효과를 설명할 수 있어야 한다. 단순히 '도와 달라' 식의 접근으로는 기대하는 만큼의 성과를 얻기 어렵다. 또 하나 중요한 것은 한번 형성된 관계를 지속화하는 노력이다. 해당 기관에 보건소의 주요 행사는 유선과 우편물로 반드시 알려 주어야 한다. 사람 관계와 마찬가지로 기관 간의 관계도 어느 기관의 지속적인 관심과 노력이 필요하다. 이런 노력은 장기적으로 지역사회 자원을 활용해서 사업을 추진할 수 있는 바탕이 된다. 지역사회 자원을 효과적으로 활용하는 것이 보건소의 핵심 전략이 되어야 한다.

9

정답은 없다

주변을 살펴보면 일을 추진할 때 유난히 특정한 방법을 고집하는 분들이 있다. 심지어 어떤 일이 자기 생각과 다르게 진행될 경우에는 모든 수단과 방법을 동원해서 자기가 생각하는 방향으로 이끌어 간다. 이런 분들과 대화를 하면 답답함을 느끼게 된다. 타인의 생각은 듣지도 않고 자기주장만 한다.

그런데, 내 경험으로 볼 때 나이가 들면서 생각의 유연성이 생기는 것 같다. 즉, 이럴 수도 있고, 저럴 수도 있다는 관점이 생기는 것이다. 아주 나쁘게 보면 줏대가 없다고 비판 받을 수 있다. 나도 과거에는 지식과 경험을 총동원하여 어떤 방법이 옳다고 판단되면 그 방법만을 고집한 적이 있다. 그런데, 어느 순간 '사람이 하는 일에 정답이 있을 수 있을까? '라는 의문이 제기된 이후로는 특정한 방법을 고집하지 않는다. 이렇게 해 보고 안 되면 그때 다시 다르게 해도 된다는 유연성이 생긴 것이다. 타인과 언쟁할 일이 없어졌다. 상대의 이야기를 들을 수 있게 되었다. 자연적으로 여러 사람과 함께하는 회의 분위기가 좋아 질수밖에 없다. 그리고 회색을 좋아하게 되었다. 회색은 흰색과 검정색의 두 극단의 중간에 위치한 색깔이기 때문이다. 세상 사람들은 회색이라고 하면 자기 색깔이 없는 변절자를 떠올린다. 그런데, 나는 생각이 다르다. 회색은 중용이며 조화다. 인간이 가지고 있는 지식은 제한적이며 영원하지도 않다. 따라서 여러 사람의 생각과 의견을 적절하게 조합하는 것이 중요하다. 토론과 대화를 통하여 다양한 의견을 받아들이고 나의 부족함을 채우는 노력이 필요하다. 특정 이론이나 분석 방법이 모든 문제를 해결하는 유일의 열쇠라고 생각하는 사람들이 있다. 예를 들어 지역사회 보건문제를 파악할 때, 설문조사로만 해야 되고 문제의 우선순위를 정하는 방법도 이론적 틀로만 해야 된다고 생각한다. 다른 방법으로 접근 할 경우 결과 자체를 부정한다. 설문조사나 이론은 하나의 방법일 뿐이며, 완전무결한 방법도 아니다. 물론 과학적이고 체계적인 접근 방법임은 틀림없다. 그렇다고 이 방법만으로 해야 하고 이 방법의 결과가 절대적인 것은 결코 아니다. 문제에 대한 체계적인 접근 방법의 하나로 이용될 뿐이다.

어떻게 보건사업을 추진 할 것인가를 두고 많은 고민을 하게 된다. 다른 보건소에서 어떻게 하고 있는지 알아보기도 하고, 책을 통해서 새로운 방법을 배우기도 한다. 때로는 전문가 의 도움을 받기도 한다. 그런데, 어느 순간에 내가 알고 있는 방법, 내가 확신하는 방법이 유일하고 절대적인 방법이 되어 버린다. 다른 사람이 제안하는 방법에는 귀를 닫아 버린다. 분명히 기억해야 될 것은 "정답은 없다"라는 것이다. 오늘 우리가 절대적으로 믿는 지식도 언젠가 오류로 판명될 수 있다는 사실을 기억해야 한다. 불완전한 인간의 지식일 뿐이다. 과오를 범하지 않기 위해서는 타인의 생각을 존중하고 타인과 나의 생각을 조합해서 새로운 우리의 방법을 만들어 나가는 노력이 필요하다. 언제부턴가 나는 이런 고백을 하게 되었다. "저는 어떤 해결 방법도 가지고 있지 않습니다. 오직 하나님만이 알고 계십니다. 나의 하나님은 바로 당신을 통하여 해결 방법을 알려 주십니다".

10

자활능력을 향상시켜야 한다

국가 보건사업의 목표는 국민 스스로 자기건강관리 할 수 있는 능력을 키워주는 것이다. 간단한 기본 건강정보만 제공할 수도 있고, 직접 보건의료서비스를 제공해야 할 경우도 있으며, 민간 의료기관을 이용할 수 있도록 지원할 수도 있다. 각 대상자에게 필요한 서비스 즉, 맞춤형 서비스를 제공하게 된다. 서비스 대상자 스스로가 자신의 건강관리를 할 수 있는 능력을 키워주고 이 과정에서 국가는 최소한의 서비스를 제공하는 것이다.

엄마가 아기에게 걸음을 가르칠 때 처음에는 아기의 손을 잡고 한 걸음 한 걸음 움직이게 하지만 차츰 엄마는 아기의 손을 놓고 스스로 걸을 수 있도록 유도한다. 엄마가 손을 놓게되면 아기는 넘어지고 걷는데 두려움으로 주춤 주춤한다. 한번, 또 한번---, 그러다가 걷게 된다. 시간이 지나면 달릴 수 있게 된다.

보건사업도 이와 같이 운영되어야 한다. 스스로 걸을 수 있는 능력을 키워주는 보건정책이 되어야 한다. 그런데 우리의 현실은 보건사업 대상자가 되는 순간부터 상당수의 경우는 자활 능력을 잃어버리고 국가 보건서비스에 절대적으로 의존하게 된다. 국가 서비스가 오히려 부정적으로 작용하게 되는 것이다. 단순히 보면, 소비자도 좋고 공급자도 좋다. 그러나 사회 전체로 보면 그것은 불필요한 낭비가 된다. 제공되지 않아도 될 곳에 서비스가 제공되고, 정말 서비스가 필요한 대상자에게는 서비스가 제공되지 못한다. 엄마는 아기가 스스로 걷도록 하고자 하는 분명한 목표가 있기 때문에 넘어지더라도 인내로 지켜본다. 다시 손을 잡아주고---. 보건서비스도 이런 접근이 필요하다. 그런데, 현실은 생각만큼 간단하지 않다. 이런 접근 방법은 공급자인 보건소를 너무나 부담스럽게 한다. 특히, 지방자치제 이후 단체장은 선거를 염두에 두지 않을 수 없고, 이런 이유로 주민의 민원이 제기되면 기본 원칙이 너무나 쉽게 무너지곤 한다. 공급자인 보건소가 아무리 원칙을 세워도 소비자인 서비스 수혜자의 거센 항의에 이겨낼 수가 없다. 무작정으로 자활능력을 키우는 정책을 시작했다가는 한 발짝도 움직이지 못하고 원래로 돌아올 수밖에 없다. 그래서 전략이 필요하다. 가야될 방향에 대한 철학과 소신이 명확하다면 다소 시간이 걸리더라도 그렇게 가야 한다.

이렇게 사업을 진행하기 위해서 가장 우선적으로 진행되어야 할 일은 자치단체장에게 사업진행에 대해서 충분히 설명하고, 자활능력 향상을 위한 접근이 장기적으로 더 효과적이고 주민들의 만족도를 높인다는 것을 알려야 한다. 이를 위해서는 지역사회 전체에서 보건서비스를 제공받아야 할 대상자의 규모를 파악해야 한다. 정확한 수가 아니더라도 대체적인 윤곽은 파악해야 한다. 그 다음으로 보건소의 서비스 인력과 활용 가능한 지역사회 자원을 파악한다. 전체 대상자에게 서비스를 제공하기 위해서는 대상자 상태별로 서비스 개입 기간을 구분해야 한다. 현재 방문보건사업의 운영방법을 참고하는 것도 방법이 될 수 있다. 보건소의 역할을 명확히 하고 대상자에 대한 사례관리가 정기적으로 이루어지도록 사업운영 계획을 마련한다. 마지막으로 중요한 것은 업무 담당자의 확고한 소신이다.

11

정책의 철학을 세워라

우리나라 보건정책의 문제점을 해결하기 위해서 가장 우선적으로 필요한 것은 보건에 대한 기본 철학을 세우는 것이다. 그 동안 무수히 많은 보건정책이 추진되었고, 지금도 각종 문제를 해결하기 위해서 정부의 여러 부서에서 보건 관련 정책을 제시하고 있다.

그런데 가장 큰 문제는 근본적으로 문제를 해결하기 보다는 근시안적으로 현재의 문제를 적당히 해결하려는 것이다.

새로운 정책을 추진하면서 이유도 모르고 그냥 과거 경험에 의존하거나 외부의 사례를 열심히 벤치마킹하는 경우가 있다. 아무리 아름다운 꽃이라 하더라고 그냥 바라보면서 아름다움을 즐겨야 할 것과 내가 직접 재배해야 할 것이 있다. 야산에 피어있는 야생화를 정원이나 온실로 옮겨 심는다면 과연 야생화로서 가치가 있는 것일까? 그저 야생화로 느낄 뿐이다. 소금이 짠 맛을 잃어버리면 그것은 소금일수 없다. 야생화를 야생화답게 하고 소금을 짜게 하는 것이 바로 정책의 철학이다. 과거의 경험과 벤치마킹의 한계는 분명하다. 과거의 경험은 생활의 지혜는 제공할 수 있지만 현재 여건에 적합한 것은 아니다. 경험은 경험일 뿐이며 그것으로 현재를 설명하려고 한다면 야생화를 정원에 옮겨서 키우겠다는 것과 차이가 없을 것이다. 야산에 자라는 야생화가 정원으로 옮겨지기 위해서는 많은 노력이 필요하다. 우선은 야생화가 자란

야산의 환경 조건과 정원의 환경을 최대한 동일하게 해야 하며, 과거에 야생화를 키워 본 경험도 필요하다. 그 경험이 성공한 것이었던, 실패한 것이었던 야생화를 키우는 데는 소중한 가치가 있다. 경험이 없다면 책을 통해서 야생화 키우는 지식을 습득해야 한다. 지식도 있고, 경험도 있다면 정원에서 야생화를 살릴 가능성은 높다.

현장을 다니다 보면, 다양한 공무원들을 만나게 된다. 사람마다 외모의 차이가 있듯이 사고에도 차이가 있다. 부정적 vs 긍정적, 적극적 vs 소극적, 개방적 vs폐쇄적 분류하기 어려울 만큼 다양한 분들을 만나게 된다. 어떤 문제에 접근하는 방식에도 분명한 차이가 있는데, 기본적으로 관료주의를 벗어나지는 못하는 것 같다. 어쩌면, 공무원들의 특성일지도 모르겠다. 학자가 이론적인 틀을 벗어나지 못하듯이. 공무원이 행정적인 관점에서 현상을 해석하고 그런 관점에서 문제를 풀어가는 것은 지극히 정상적이다. 그런데, 문제는 기존의 관습에서 벗어나서 해석을 하지 않는다는 것이다. 기존의 방식을 바꿀 생각이 없다. 그러면서 인력, 예산 등의 이유를 들어서 현재 방식이 제한적인 것일 수밖에 없는 이유를 설명한다. 많은 경우 인력, 예산으로 해결하기 보다는 운영 방법의 개선을 통해서 해결 가능하다는 것을 간과한다. 기존의 관행, 경험에 의존하는 방식에서 벗어나야 한다. 그것을 가능하게 하는 것은 기본으로 돌아가는 것이다. 더 정확히 말하면 정책이 추구하는 비전과 목적을 다시 살펴보고 정책의 철학이 구현되고 있는가에 대한 점검이다. 정책에 대한 철학은 방향을 제시할 뿐만 아니라 정책의 존재 가치를 명확히 한다. 문제를 좀 더 큰 관점에서 바라보아야 하며 장기적 대응 방안이 마련되어야 한다. 역시 결론은 근본적인 해결 방안을 찾는 것이다. 물론 쉽지 않다. 그러나 최선이 아닐지라도 차선은 찾아야 한다.

12

학습에 시간을 투자하라

민간 기업과 달리 공공 기관은 변화에 신속하게 대응하지 못하는 점이 있다. 민간 기업의 경우 소비자의 요구에 신속하게 대응하지 못하면 사라질 수밖에 없다. 이런 이유로 외부의 변화에 민감하게 대응하고 내부 혁신을 통하여 지속적으로 발전하려고 한다. 최근 보건소도 새로운 환경에 적응하기 위하여 조직이나 사업내용이 바뀌고 있다. 그러나 민간 기업과 비교할 때 변화에 대응했다고 말하기는 어렵다. 특히 사업내용과 운영방법은 1960년대나 지금이나 달라진 것이 거의 없다. 주민의 요구는 끊임없이 다양화되고 새로워지는데 보건소는 여전히 같은 자리에서 같은 방향으로만 주민을 바라보고 있다.

현재의 환경에 적응하는 것도 중요하지만 더 중요한 것은 미래의 변화에 대응할 수 있도록 준비하는 것이다. 그러기 위해서는 주민의 요구를 파악하고 새로운 자료를 통하여 학습하고 새로운 시각을 키워야 한다. 그런데 우리는 어떻게 보건소 생활을 하고 있는가? 행정업무와 민원에 지쳐서 미래 변화에 대응은 말할 것도 없거니와 현재의 업무도 감당하지 못하고 있다. 그렇더라도 외부 변화 대응하는 것은 결코 선택의 문제가 아니다. 물은 쉬지 않고 흐르면서 자신을 새로운 모습으로 바꾸고 스스로를 정화하여 살아 있는 생명수가 된다. 아무리 바쁘고 정신이 없더라도 변화에 대응할 능력을 키우는데 시간을 투자해야 한다. 그래서 최근 공무원 사회에는 의무 학습시간제를 도입했다. 사람이 바뀌어야 조직이 바뀔 수 있다. 이것이 보건소가 발전할 수 있는 길이다.

며칠 전 저녁 시간에 어느 기관에서 특강을 할 기회가 있었다. 매주 한 번씩 외부 전문가를 초청하여 학습하는 시간을 갖는다고 했다. 수강 예정 인원이 40명이라고 알려 왔다. 정해진 강의시간 보다 10분 일찍 강의 장소에 도착해서 기다리고 있었다. 근무 시간 이후에 이루어지는 강의라 업무 정리 후에 강당으로 이동할 경우 시간이 필요하기 때문에 시작이 조금 지연될 것은 예상했다. 그러나 15분이 지나도록 강당에 모인 사람은 10여명에 불과했다. 강의에 참여한 사람들도 들락거리고, 다수는 졸음과 전쟁 중이었다. 의무 학습시간제를 도입한 이후 일선 기관에서 흔히 볼 수 있는 풍경일 것으로 짐작한다.

학습은 새로운 변화에 대응할 수 있는 능력을 키우기 위한 것이다. 미래에 대한 투자이며, 학습시간 만큼은 온전히 나에 대한 투자이다. 그런데, 현재의 일에 쫓기고 몸이 지치다 보니 학습을 성가시고 불필요한 것으로 생각한다. 할당된 의무 시간을 채우는 것에 목적을 둘 뿐 학습을 통하여 배워야 할 내용에는 관심이 없다. 물론 대부분의 보건소 직원들은 결코 이런 것과는 상관없을 것이다. 보건소가 살아 있는 조직이 되기 위해서는 직원들이 다양한 경로를 통하여 새로운 정보를 얻고 외부의 변화를 느낄 수 있어야 한다. 그리고 학습의 기회가 주어져야 한다. 최근 각 사업별로 중앙에서 진행하고 있는 직무교육은 중요하다. 그러나 미래의 변화에 대응할 수 있는 능력을 키우기 위해서는 각 보건소에서 자체 교육과정을 운영하는 것이 바람직하다.

13

원칙과 융통성 둘 다 중요하다

사람이 하는 일과 기계가 하는 일의 차이점의 하나는 사람이 하는 일은 융통성이 가능하다는 것이다. 그러나 원칙이 먼저이고 융통성은 그 다음 순서이다. 융통성이 먼저 고려되면 질서가 무너지고, 시간이 지나면 부패의 원천이 될 수 있다. 융통성은 분명 인간미의 표현이 될 수 있다. 그러나 원칙 속에서 융통성이 유지되어야 한다. 복지정책이 지나치게 원칙 중심으로 운영되면 사각지대 대상자가 속출될 수 있다. 관료적 행태와 원칙주의가 하나로 융합될 경우 대단히 경직된 범위로 사업이 축소되고 당초의 사업목적보다는 형식에 지배를 받게 된다. 공공 보건 분야는 취약계층을 대상으로 사업이 추진되기 때문에 철학에 융통성이 포함되어야 한다. 일반 행정과는 좀 다른 기준으로 접근하는 것이 필요하다. 이것이 보건행정 분야의 특성일 수 있다. 그러나 융통성만을 강조해서는 결코 안 된다. 어디까지나 원칙 속에서 융통성이다.

정책은 누구나 수긍할 수 있어야 하고 예외적이거나 특수한 경우는 단서 조항을 통해서 해결할 수 있어야 한다. 전자는 원칙이고 후자는 융통성에 해당된다. 정책은 과학적, 학술적 결과를 참고하지만 과학적, 학술적 결과 그 자체는 아니다. 따라서 정책 결정자는 각 분야의 전문가 의견을 정책에 참고해야 하지만 그들의 의견에 의존해서 결정을 해서는 안 된다. 정책 결정자는 전문가적 견해와 일반인이 보는 시각의 차이를 늘 고려해야 한다. 이렇게 하기 위해서는 정책 결정자는 전문가뿐만 아니라 현장의 소리에 귀를 기울여야 한다. 문제는 전문가들의 의견은 들을 기회는 많고, 현장의 소리를 들을 기회는 적다는 점이다. 현장 방문, 출장 등의 방법이 있지만 한계는 명확하다. 더 중요한 것은 현장의 소리에 마음을 여는 것이다. 그러나 현장의 소리로만 문제의 해결할 수는 없다. 왜냐하면, 현장의 워낙 다양한 사례가 존재하기 때문에 현장에 너무 몰입할 경우 수많은 경우를 다 고려하기 어렵기 때문이다. 그래서 정책이 원칙과 융통성을 함께 고려해야 하는 것이다. 전문가들의 견해나 이론은 숲을 볼 수 있도록 하며, 현장의 체험은 나무를 볼 수 있도록 한다.

조화가 필요하다. 이것이 행정의 기능이다. 다양한 관점을 묶어서 하나의 정책으로 만들어 내는 것이 행정이기 때문이다. 그런데, 안타까운 것은 보건소에 근무하는 많은 직원들이 행정적인 마인드를 갖고 있지 않다는 것이다. 기술직, 전문직 중심으로 구성되어 있기 때문이다. 전문가의 의견과 현장의 목소리를 절충시켜야 하는데 이것이 말처럼 쉽지 않다. 그래서 원칙과 융통성을 이야기하는 것이다. 원칙을 세우는 것도 융통성의 범위를 정하는 것도 담당자의 몫이다. 이 기준이 애매하고 오락가락 하면 민원이 제기되고 부정이 개입된 것으로 오해를 받을 수 있다. 그래서 원칙만 내세우는 경우가 많다. 원칙은 분명하기 때문이다. 일은 깔끔할지 몰라도 원칙 때문에 정말 서비스를 받아야 할 대상자가 피해를 당할 수 있다. 보건사업은 따스한 가슴으로 해야 하는데 인간미가 사라지게 되는 것이다. 그래서 어렵더라도 원칙과 융통성 둘 다를 항상 고려해야 한다.

14

역할 변화가 필요하다

김대중 대통령 시절에 '젊은 피 수혈' 이 사회적으로 크게 회자 된 적이 있다. 필자도 모 주간지에 이와 관련된 글을 기고한 경험이 있다. 그때 언론의 관심은 정치권에서 말하는 젊은 피가 어느 연령층을 지칭하는 가에 있었다. 각자의 입장에 따라 생각하는 젊은 층이 너무 달라 단정적으로 이야기 하기는 어렵지만 필자의 생각으로는 그 당시 정치권에서는 60대를 젊은 피로 본 것 같다. 그래서 우리 정치가 구태에서 벗어나지 못하고 발전이 없는 것이다.

생물학적 나이가 '젊은 피' 의 기준이 될 수는 없다. '젊은 피' 의 의미는 새로운 사고와 철학 또는 변화를 상징하는 용어로 이해 될 수 있다. 즉, 참신한 인물을 의미한다. 경험과 경륜만으로 세상을 살 수는 없다. 중요한 덕목이지만 미래에 대한 비전은 젊은 세대가 만들어야 할 몫이다. 선배와 후배가 함께 공존할 때 멋진 세상이 된다는 사실에 반대할 사람은 없을 것이다. 선배의 역할이 있고 후배의 역할이 있기 때문이다. 유치원 시절, 초등학생 및 중학생 시절의 장난감이 다르듯이 살아가면서 각 연령층이 담당해야 할 역할이 다르다. 그런데, 생각처럼 쉽지 않다. 아름다운 퇴장이 얼마나 어려운가 하는 것은 우리 주위에서 쉽게 찾아 볼 수 있다. 퇴직을 하고도 꼿꼿하게 그 동안의 역할을 변함없이 수행하는 경우도 있고, 10여년 이상을 똑 같은 역할을 감당하고 있는 경우도 있다. 공식적인 직위에서는 물러났지만 보이지 않는 손으로 그 역할을 계속하는 경우도 있다.

지금의 역할을 후배에게 넘기고 새로운 역할을 찾는 선배가 많을 때 우리 사회는 발전할 수 있다. 각 세대가 감당해야 할 역할이 다른데, 선배가 후배의 역할까지 감당하겠다고 한다면 그 분야는 발전을 기대할 수 없다. 당장은 잘 되는 것 같지만 멀리 보면 역사의 왜곡을 만들고 있는 것이다. 아름다운 퇴장은 단순히 '물러 난다' 는 것이 아니라 '역할 변화' 를 의미한다. 시대에 대한 또 다른 소명을 실천하는 것이다. 아름다운 퇴장은 그 동안 감당해 온 역할에서 내 시대가 끝났음 당당히 받아들이고 후배 세대에 그 다음을 맡기는 것이다. 후배들이 더 발전된 역사를 만들어 갈 수 있도록 한 발짝 뒤로 물러서는 것, 새로운 영역에서 또 다른 역할을 개척하는 것을 의미한다. 무엇보다 필요한 것은 미래 세대와 과거 세대가 함께 고민하고 토론하는 문화가 만들어져야 한다. 인간 삶의 소명은 미래 세대가 더 나은 인류의 역사를 만들 수 있도록 기틀이 되는 것이다. 인간은 다음 세대를 위해서 희생할 줄 안다. 부모가 자식을 위해서 희생하는 과정이 대표적인 인류 역사의 모습이다. 우리는 역사의식과 역사에 대한 책임감을 가져야 한다. 그 출발이 역할을 변화시키는 것이다. 30대에 사회에 공헌해야 될 할 일과 50대에 공헌해야 될 일이 같을 수는 없다. 기득권을 넘길 수 있는 마음의 자세가 필요하다. 길지 않은 일생을 살아가는 동안 태어나서 해야 될 일이 너무나 많은데 몇 가지 역할에만 집착하는 자세를 버려야 한다.

15

내부 만족도를 높여야 한다

서울시에서는 매년 시민들에게 보건소의 서비스에 대한 만족도 조사를 전화로 실시한다. 그리고 그 결과에 따라 인센티브를 제공하고 있다. 각 보건소들은 방문객에게 친절하기 위해서 노력할 뿐만 아니라 보건사업을 구민들에게 홍보하는데 많은 노력을 기울인다. 고객 의 만족도를 최우선으로 생각하는 민간기업 정신을 활용한 정책이라 할 수 있다.

보건소에서도 어떤 사업을 실시하고 나면 사업대상자들에게 만족도 조사를 실시한다. 사업내용에 얼마나 만족하는지, 사업운영에 문제가 없었는지를 파악하기 위한 것이다. 사업이 종료된 후에 바로 실시한다는 점에서 그 결과에 대한 신뢰도는 낮지만 사업대상자의 서비스만족도를 중요하게 생각한다는 점에서 만족도 조사는 의미가 있다.

그런데 외부 만족도를 높이기 위해서는 서비스를 제공하는 직원의 만족도가 높아야 한다. 내가 하는 일에 만족하지 않은 상태에서 서비스 대상자에게 밝은 미소로 친절한 마음을 전달하기는 쉽지 않다. 타인에게 내부 직원의 만족도를 높이기 위한 노력이 외부 만족도를 높이기 위한 노력보다 먼저 선행되어야 하는 이유가 여기에 있다. 보건소 차원에서 직원의 만족도를 높이기 위해서 어떤 노력을 하고 있는지 반성해 볼 일이다.

적절한 비유가 될지 모르겠지만, 강아지는 네발로 걷는 짐승이다. 그런데, 두발로 서서 걸을 경우 맛있는 고기를 보상으로 제공하게 되면 어느 순간에는 네발로 걷는 짐승이 아니라 두발로 걷는 짐승이 될 수 있다. 그러나 영원히 두발로 걷는 짐승이 될 수는 없다. 인센티브로 근본적인 성향을 바꿀 수는 없다. 인센티브나 평가가 일시적인 변화를 이끄는 데는 도움이 될 수 있지만 근본적인 장애요인이 해결되지 않으면 장기적으로는 효과가 거의 없다. 내용보다는 형식 중심으로 행동을 하게 된다. 그래서 보건소 직원의 만족도를 높이는 방법을 함께 고민해야 한다. 보건소 입장에서 직원 만족도 향상을 위해서 할 수 있는 일이 거의 없다고 생각한다. 직원 복지, 임금 인상, 신분 보장 등을 먼저 떠 올리기 때문이다. 그런데, 이런 것들은 보건소장 할 수 있는 범위를 벗어나 있다. 그러면 내부 만족도를 높이기 위해서는 무엇을 할 수 있을까? 내부 만족도는 조금 추상적이기는 하지만 '즐거운 직장 만들기' 로 이해하면 된다. 서로가 존중하면서 각자의 역할을 열심히 하는 직장, 의사소통이 자유롭고 승진 및 인사제도가 투명한 직장, 사교모임이 활성화된 직장 등으로 설명될 수 있다. 군 단위 보건소를 방문해서 여러 영역의 사업담당자들과 사업내용을 검토할 기회가 있었다. 담당자들의 한결 같은 하소연은 팀장들이 전혀 일을 하지 않는다는 것이다. 결재만 할 뿐 전혀 도움을 주지 않는다는 것이다. 어떤 사업이 있으면 그 사업에 대해서 담당자, 팀장, 소장 등 각 직급별로 분명한 역할이 있다. 그런데, 팀장이 전혀 그 역할을 하지 않는다는 것이었다. 이런 직장은 즐거운 직장이라고 할 수 없다. 의사소통이 되지 않고 있으며, 각자의 역할도 하지 않고 있기 때문이다. 내부 만족도를 높이기 위해서는 '일이 사람을 힘들게 하는 것이 아니라 마음이 사람을 힘들게 한다' 는 것을 알면 된다.

16

보건과 사회복지는 연계되어야 한다

최근 서비스 주체가 다원화되면서 서비스 전달체계에서의 주요 관심사의 하나는 양적으로 증가하고 다양한 조직에 의해서 제공되는 서비스를 어떻게 대상자의 욕구에 맞게 효율적, 효과적으로 전달할 것인가 하는 것이다. 즉, 서비스들의 단절성과 중복성을 극복할 수 있도록 통합된 서비스를 제공하는 연계 활동이 중요하게 고려되고 있다. 연계는 서비스 대상자들의 다양한 욕구에 대응하기 위한 관련 조직과 그 구성원들 간의 교환을 중심으로 한 연결 관계를 의미한다. 연계의 필요성은 서비스의 양적인 증가 현상과 맞물려 더욱 부각되고 있는 서비스 전달체계 상의 문제로 인하여 발생된 것이다. 그 동안 보건복지서비스가 일차적인 관심이 되어야 하는 대상자의 욕구 중심적인 관점에서 벗어나 있었다는 자성과 함께 문제점의 지적이 있어왔고 그 해결방안으로서 연계가 필요하다는 것을 절실히 느끼게 된 것이다. 그리하여, 보건복지서비스 부문에서는 공공과 민간, 민간과 민간 간의 연계체계를 어떻게 구축할 것인가 등 다양한 분야에서 다양한 방법의 연계 방안이 제시되어 왔다.

보건의료와 사회복지서비스의 연계는 20년 전부터 세계보건기구의 관심이었다. 그런데, 보건의료와 복지, 양 서비스 시스템 사이의 연계는 현대 산업국가에 내재해 있는 여러 가지 다양한 요소에 의해서 방해

받고 있다. 우리나라의 경우 1995년 보건소를 보건복지사무소로 개편하는 시범사업을 실시하였으며, 그 이후에도 보건복지 연계체계 구축을 시도하였으나 만족할 만한 성과를 얻지 못하였다. 이런 이유로 보건복지 서비스의 연계가 이루어지지 않아 부적절한 서비스, 불충분한 서비스, 파편화된 서비스가 제공되고 있다. 대부분의 경우 보건복지 연계는 중요하게 인식되고 있지만, 구체적인 운영 방법에 대해서는 각 분야별로 차이가 있다. 이런 이유로 여전히 보건과 사회복지를 별개의 영역으로 다루는 것이 경향이 강하다.

보건과 복지 서비스의 연계 필요성은 우리사회가 복잡한 산업사회로 진행되면서 일반적 복지 욕구가 사회복지서비스와 보건의료서비스의 복합 형태로 나타나고 있다는 점에서 찾아볼 수 있다. 보건과 복지서비스는 대상자 면에서 중첩되는 부분이 많을 뿐만 아니라, 서비스 이용자 입장에서도 두 개 서비스의 분절로 인해 겪는 어려움이 큰데, 이러한 현상은 특히 약자 계층이라 볼 수 있는 노인, 장애인, 부녀 또는 아동들, 특히 저소득 계층에서 두드러지게 나타난다. 즉, 저소득층을 비롯한 사회취약계층은 보건과 복지, 양 영역에서 동시에 접근할 필요성이 절실하다. 한편, 오늘날의 보건의료 문제는 과거와는 그 양상이 매우 다르다. 질병구조에 있어서 급성전염병 질환에 비하여 만성퇴행성질환이 늘어남에 따라, 질병의 치료에 있어서도 개인의 육체적, 정신적 문제에 대한 치료방법과 아울러 사회적 차원의 치료 대책이 더욱 필요하게 되었다. 그럼에도 불구하고 치료의학의 관심은 질환자체에만 국한되어 있고 이러한 이유로 환자의 정신적인 문제와 질병에 영향을 미치는 사회적 여건에는 그다지 관심을 기울이지 못하고 있는 실정이다. 이러한 치료의학의 한계점을 극복하기 위해서 보건의료의 접근방법에 변화가 필요하다. 그 대안으로 고려해야 하는 방법이 보건복지 연계이다.

17

평생건강관리로 접근하라

평생건강관리는 국민 개인들의 생애 주기별 최적의 건강수준을 유지 · 증진시킴으로써 전체적인 삶의 질을 향상시키고자 하는 것이 기본 목적이다. 더불어 평생건강관리체계는 기존의 질병과 임상검사 위주의 일차의료를 예방서비스 중심으로 유도하는 것이다. 평생건강관리 프로그램은 주로 질병의 1차 및 2차 예방을 위한 것이다 프로그램의 큰 틀은 전염성 질환의 1차예방을 위한 정기 예방접종과 주로 만성퇴행성 질환 예방을 위한 건강행위관련 상담 그리고 2차예방을 위한 정기검진을 주요 내용으로 한다.

기존의 모자보건, 학교보건, 노인보건 등의 국가 보건사업은 특정대상 집단을 대상으로 국가 보건기관의 주도하에 프로그램을 제공하는 것이었다. 따라서 집단에게 서비스를 제공하기 때문에 대상자 중심이라기보다는 서비스 중심이다. 즉 어떤 서비스가 정해지면 그 서비스를 받아야할 해당 대상들이 결정된다. 따라서 한 개인의 입장으로 보아서는 시간에 따른 서비스의 연계성이 부족하다. 그러나 평생건강관리사업은 개인적 접근으로서 2차예방을 위한 임상검사는 개인의 특성에 꼭 필요한 가장 효율적인 내용으로 최소화시키고, 개인의 건강습관을 권고하고 교정하는 상담 제공을 포함하며, 특히 평생 동안 개인의 건강을 정기적으로 추구관리하고 모니터링 한다는 것이 주요 내용이다. 따라서 평생건강관리사업은 국가가 국민의 건강을 평생 동안 관리해주겠다는 주도적인 개념이라기보다는 오히려 개인이 자신의 건강을 스스로 관리할 수 있도록 하는 기반체계를 구축한다는 방향성에 대한 것으로써 오히려 각자의 건강생활실천의 중요성을 강조한 것이다. 즉 기존 모자보건, 학교보건 등의 국가사업들이 주체는 국가이고 사업대상자가 주민들이었던 관계에서 평생국민건강관리체계는 국가가 직접적인 서비스를 주는 것보다는 제반 체계를 정립하고 기본 내용을 공급하는 것이 그 역할이다. 평생건강관리사업의 핵심 내용은 다음과 같다. 첫째, 각 개인의 연령주기별 개인별, 위험요인 특성별로 주요 질병의 조기발견을 위한 정기적 선별검사를 수행한다. 둘째, 각 개인의 연령주기별로 시기에 적절한 건강행위 유도 및 교정을 위한 상담 및 교육을 강화한다. 셋째, 개인을 시계열적으로 모니터링 하여 기존의 단발적 사업과 구별하여 지속적이고 계획적 접근이 되도록 한다. 평생건강관리가 진료실의 임상적 접근만으로 실현되기는 어렵다. 예를 들어 몇 번의 정기적인 방문을 통한 상담내용으로 행위구축이나 교정에 충분한 효과를 이룰 수는 없을 것이다. 실제로 진료실의 상담은 환자의 문의에 의한 것으로 예방적, 적극적 접근과는 거리가 있다. 따라서 평생건강관리를 위해서는 상담 및 보건교육을 핵심내용으로 건강증진사업이 설계되어야 한다. 질병예방 및 건강증진이라는 관점에서 볼 때 건강검진은 그 자체의 의미보다는 건강검진 결과를 활용한 사후관리가 더욱 중요하다. 즉, 건강검진 결과를 활용한 건강상담 및 보건교육 활동이 중요하게 고려되어야 한다. 우리의 현실은 건강검진을 지나치게 질병의 조기발견 중심으로만 운영하는 경향이 있다. 평생건강관리의 관점에서 이점은 시급히 개선되어야 한다. 또한, 건강관리에서 개인적 책임에 대한 인식이 뒷받침되어야 하는데, 이를 위한 홍보 및 교육도 고려해야 한다.

18

국가와 민족을 위한 일이다

나는 술자리에서 건배 제의를 받거나 특별한 자리에서 '한 말씀' 부탁을 받으면, 예외 없이 '국가와 민족을 위하여' 라고 말한다. 대부분의 경우는 그 한마디에 폭소가 터진다. 나는 웃자고 한 소리가 아닌데, 듣는 분들은 심각하지 않게 받아들이는 것 같다. 그래서 슬퍼다. 우리가 하는 일이 단지 개인의 업적과 수입 때문이라고 한다면 너무 초라하지 않은가? 물론 개인적인 이유는 분명히 있다. 그러나 그것이 내가 일을 하는 궁극적인 이유가 될 수는 없지 않을까?. 단지 개인적인 목적으로 일을 한다면 모든 일에 사적인 욕심이 개입될 수밖에 없다. 이번 일을 하면 내게 어떤 이득이 있지? 이번 일을 추진하면 얼마나 경제적인 이득이 생길까? 이런 마음으로 보건사업을 추진하는 공직자는 한명도 없을 것이다. 주민들의 건강을 생각하고 취약계층에 도움이 될 수 있는 방법을 밤낮으로 고민하는 것이 우리의 현실이다. 타인을 배려하고 타인을 먼저 생각하는 마음 즉, 이타심이다. 공직자로서 가장 중요하고 필요한 덕목이다. 인류의 사명은 다음 세대가 더 발전할 수 있도록 초석이 되는 것이다. 내가 모든 것을 성취하고 나로서 모든 것이 끝나는 것이 아니라 후세가 발전할 수 있도록 행동하는 것이다. 우리의 비전은 건강한 민족, 건강한 국가 건설이 되어야 한다. 이를 달성하기 위해서 보건사업을 추진하고 있으며, 그 핵심 역할을 우리 한 사람 한 사람이 담당하고 있는 것이다. 이렇게 본다면, 우리가 보건소에서 수행하고 있는 역할이 얼마나 의미가 있고 중요한 것인지 알 수 있다. 오늘 내가 운영한 고혈압 교실이 단순히 그곳에 모인 20여명에 제한된 사업이 아니라는 것이다. 나의 활동은 건강한 우리 민족을 만드는 과정으로 진행된 것이고 나는 거대한 그림의 한 부분을 담당하고 있는 것이다. 현재 나의 존재, 내가 하고 있는 활동이 얼마나 중요한지 알 수 있다.

내게 스트레스를 주는 사소한 일도 모두 국가와 민족을 위해서 필요한 일이다. '이런 일이, 무슨?' 이라고 반문할 지도 모르겠다. 그러나 분명한 것은 우리 모두는 국가와 민족을 위하는 큰 그림의 일부분을 담당하고 있다. 어떤 이들은 좀 더 큰 부분을 담당하기도 하고 어떤 이들은 상대적으로 작은 부분을 담당하기도 하지만 모든 사람의 역할은 소중하고 중요하다. 우리는 내가 맡은 역할의 중요성을 간과하는 경우가 많다. 심지어 스스로를 무시하고 학대까지 한다. 자괴감에서 벗어나야 한다. 내가 하는 일을 소중하게 생각하는 것은 나를 소중하게 생각하는 것이다. 일에 대한 비전과 스스로에 대한 자긍심을 갖는 것은 자신감을 가지고 일을 추진할 수 있도록 한다. 현실을 무시하고 추상적인 몽상에 빠지라는 것이 아니라 스스로를 고귀한 존재로 간주하고 내가 하는 행동의 당위성을 좀 더 넓게 갖자는 것이다. 이제 누군가 '국가와 민족을 위하여' 라는 건배를 제안할 경우 당당하게 '위하여' 라고 말 할 수 있기를 기대한다.

19

상상력이 필요하다

창조란 새로운 것을 만들어 낸다는 의미이다. 새로운 것을 만든다는 것은 무(無)에서 유(有)를 잉태하는 것이다. 새로운 것이라는 의미 속에는 독창적이란 뜻이 내포되어 있다. 창조의 속성은 과거의 답습을 거부하고 더 낳은 미래를 지향한다. 그런데, 없던 것을 새롭게 만들기 위해서는 원천이 필요하다. 창조는 현재 존재하고 있는 것을 활용해서 새로운 것을 만들어 낸다. 이런 관점에서 본다면, 창조라는 개념은 발전 및 진화라는 개념과 유사한 의미로 사용될 수 있을 것이다. 혹자는 재창조라는 개념으로 진화와 발전을 표현하기도 한다.

그러면 창조를 가능하게 하는 힘의 원천은 무엇인가? 그것은 인간이 갖는 상상력이다. 지식과 경험만으로 창조는 불가능하다. 창조를 위해서는 지식과 경험에 상상력이 보태져야 한다. 상상력은 무한의 가능성을 내포하며, 인간의 꿈을 실현할 수 있는 원동력이 된다. 지식과 경험이 과거의 결과물이라면 상상력은 미래를 지향하고 새로운 것을 추구한다. 따라서 상상력이 없으면 창조는 불가능하다. 창조란 참고하거나 모방할 사례가 없지만 상상력이 이런 문제를 해결해 준다. 창조는 남과 같은 길을 같은 방법으로 가는 것이 아니라 그들과 다른 나만의 길을 나만의 방법으로 간다. 창조는 과거의 사고와 행동을 반복하는 것이 아니라 기존의 상식을 뛰어 넘는 발상을 통해서 가능하다. 상상력은 발상의 전환을 통해서 이루어진다. 상상력은 사물을 바라보는 사고를 바꾸는데서 출발한다. 습관화된 사고방식과 행동방식에 의문을 제기하고 기존의 상식화된 개념과 인식을 벗어날 때 상상력이 발휘될 수 있다.

그런데, 상상력은 기존의 것을 벗어난 색다른 주제를 찾기 보다는 현재의 주제에 대한 새로운 시각에서 출발한다. 상상력은 새로운 사고 및 새로운 비전으로 구체화된다. 상상력은 제한된 지식과 경험에 묶여 있는 사고와 행동습관을 바꾸려는 노력으로 나타난다. 오랫동안 익숙한 사고와 행동에서 벗어나 새로운 사고와 비전을 갖는 것이 결코 쉽지 않다. 철저한 자기반성과 확신을 갖고 새로운 패러다임으로 무장한 사람만이 상상력을 가질 수 있다.

앞에서 창조는 지식과 경험 그리고 상상력이 조화를 이룰 때 가능하다고 했다. 상상력은 지식과 경험을 새로운 의미와 개념으로 재해석하고 새로운 방식으로 표현하는 능력이기 때문에 지식과 경험 없이는 발휘될 수 없다. 특히, 경험보다 지식이 더 중요하다. 즉, 창조를 위해서는 끊임없는 학습이 필요하다. 중요한 것은 무엇을 배웠다는 학습 자체가 아니라 자신이 학습한 내용을 현실에 어떻게 창조적으로 적용할 수 있느냐 하는 것이다. 지식은 과거의 산물로 그 자체로 가치가 있는 것은 아니다. 지식이 상상력과 결합하여 새로운 가치를 창출할 때 의미가 있다. 그러나 아무리 상상력을 갖추었다고 하더라도 지식이 없다면 헛된 꿈으로 마감될 수 있으며 과거 행위를 단순 반복할 수 있다. 지식은 상상력의 이정표가 된다. 그러나 지식은 미래 지향적이기 보다는 과거 중심적이며 현실의 문제를 분석하는 데 집중한다. 따라서 상상력 없이 지식만 있다면 창조는 불가능하다. 지식은 변화한다. 과거의 상식이 반드시 오늘의 상식이 되지 않는 것처럼 오늘 우리가 가지고 있는 지식은 완성된 것이 아니다. 그래서 창조를 위해서는 끊임없는 자기학습이 필요하다.

건강증진 이야기

제 2 부 사업방법 이해하기

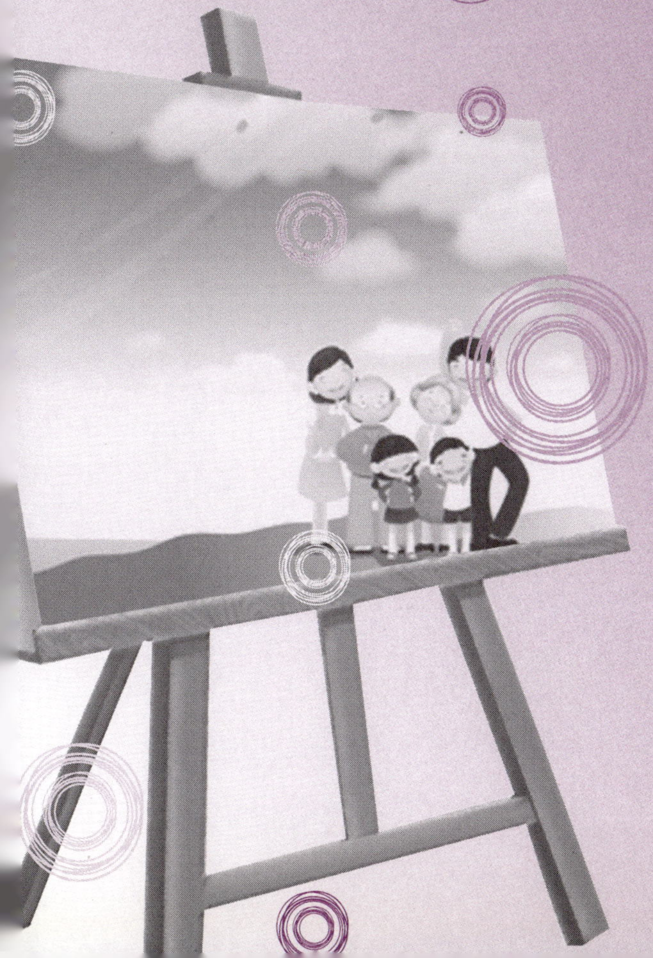

1

보건소 건강증진사업

1) 등장 배경

세계보건기구는 1986년 건강증진에 대한 제1차 국제회의(오타와 선언) 이후 여러 차례 국제회의를 통해 건강증진을 보건의료와 건강수준 발전을 위한 사회적 실천 차원으로 확대하고 있다. 선진국에서는 건강증진을 보건의료의 핵심 정책과제로 채택하여 실천하고 있다. 세계보건기구는 건강증진사업을 새로운 공중보건(New Public Health)이라고 표현하고 있으며 회원국들에게 건강증진사업을 새로운 건강문제를 해결할 수 있는 대안으로 제시하고 있다.

그 동안 우리나라의 공공 보건의료사업이나 정책도 변화된 환경에 효과적으로 대처하기 위해 다양한 모색을 시도하였으며, 최근에는 건강증진사업을 공공보건의료사업의 핵심 수단으로 간주하고 있다.

우리나라는 1995년에 『국민건강증진법』을 제정하였으며, 이를 근거로 건강증진기금이 조성되어 1998년부터 보건소를 중심으로 건강증진사업을 운영하고 있다. 그런데 건강증진에 관한 이론이 정립된 후 관련 법령이나 사업이 시작된 것이 아니라 이들이 동시에 진행됨에 따라 일선 현장에서는 사업운영과 관련해 적지 않은 혼란을 겪었다. 건강증진

개념의 등장은 보건사업에 대한 새로운 패러다임의 변화이다.

건강증진사업은 스스로의 건강관리 능력을 향상시켜 최적의 건강상태를 누릴 수 있도록 하는 것이다. 건강인은 더욱 건강하게, 질병을 가진 이는 그 상태에서 더 이상의 악화나 불구를 예방하고 건강능력을 개발하여 궁극적으로는 삶의 질을 향상시키는 것이다. 이러한 목적을 달성하기 위해서는 지역사회 자원을 연계하여 운영하지 않을 수 없다. 건강증진사업은 보건분야가 중심이 되어야 하지만 건강지향적인 사회조성이라는 점에서 본다면 보건분야뿐만 아니라 사회전반에 걸친 노력이 필요하다. 보건소 건강증진사업의 핵심과제 중의 하나는 건강과 관련된 지역사회의 역량을 강화시키는 것이다. 금연, 절주, 운동, 영양 등의 개별 사업을 추진하는 것이 건강증진사업의 목적이 될 수는 없다. 이런 활동을 통하여 지역사회에 건강생활실천분위기를 조성하고 지역 주민들이 스스로 건강관리를 할 수 있도록 유도하는 것이다.

2) 철학적 배경

(1) 적극적 건강관리의 의미

최근 고혈압, 당뇨 등의 만성퇴행성 질환이 급속히 증가하고 있다. 만성퇴행성 질환의 발생은 과거처럼 자연의 병원체에 의한 것이 아니라 주로 사람들의 잘못된 건강습관이나 생활양식 등 건강과 관련된 행동적인 병인에 의한 것으로 병원치료 만으로 해결할 수 없는 것들이 대부분이다. 비록 치료를 하더라도 병에 걸리기 이전의 건강한 상태로 회복될 수가 없으며, 다만 더 이상의 악화를 예방하기 위한 질병관리이므로 개인의 사회생활에 치명적인 문제를 일으킬 뿐만 아니라 적지 않은 경제적 및 사회적 손실을 가져오게 된다. 따라서 건강관리를 하는 효과적인 방법은 질병발생 후 치료에 의존하는 소극적인 대응이 아니라 질병발생 이전에 건강생활 실천을 통해 건강을 향상시키거나 질병에 대한 대응 능력을 키우는 적극적 자세이다. 건강향상이라는 관점에서 볼 때 질병예방이 단지 질병발생 예방이나 질병의 악화 및 후유증 예방을 목적으로 하고 있어 소극적인 의미의 건강향상 방법이라고 한다면, 적극적 건강관리는 건강할 수 있는 잠재력을 길러 건강을 유지 증진시키는 것으로 전문적인 치료보다는 건강할 때 자신의 건강을 스스로 관리하는 데 역점을 두고 있다.

(2) 건강을 위한 생활습관

건강을 결정하는 요인을 크게 나누어 보면, 환경, 생활양식, 보건의료, 유전요인 등이 있으며, 과거처럼 주요 건강문제가 급성전염병 시대에는 건강관리에 치료중심의 의료가 강조되었으나 오늘날 건강문제 해결에는 보건의료 문제보다는 환경 및 생활양식의 개선에 관심이 집중되고 있다. 미국의 캘리포니아주 Alameda County에서 1965년부터 시작된 조사는 생활습관이 건강수준이나 수명에 중요한 영향을 준다는 것을 보여준 대표적인 사례이다. Belloc와 Breslow 교수는 건강실천과 신체 건강수준에 영향을 주는 7가지 생활습관 변수를 찾아내었는데, ① 아침식사를 한다, ② 간식은 피하거나 전혀 하지 않는다, ③ 밤에는 7-8시간 정도 수면을 한다, ④ 술은 적당량을 마시거나 안 마신다, ⑤ 금연을 한다, ⑥ 정상적인 체중을 유지한다, ⑦ 규칙적인 운동을 한다 등이다. 또한, 5년 반 동안 6,928명을 추적조사한 결과, 45세의 남자가 7가지 건강생활습관 중에서 3개 이하만을 실천할 경우는 평균기대여명이 21.6년인데 비하여 6가지 이상을 실천할 경우는 평균기대여명이 33.1년으로 11년 6개월이나 더 연장되는 것으로 밝혀졌다. 1900년에서 1970년 사이의 생명과학 분야의 발달이 45세 남성의 기대여명을 단지 4년 연장한 것과 비교할 때 건강행위 실천이 건강관리에서 얼마나 중요한지를 보여주는 사례이다. 아울러 이러한 결과는 적극적 건강관리의 실천방향이 무엇인가를 보여주고 있다.

우리나라에서도 개인의 적극적 건강관리를 유도하기 위하여 1984년 7월 『국민건강생활지침』을 마련하여 바람직한 건강생활 습관을 유도하고 있으며, 1993년 10월에 새롭게 개정하여 아래와 같은 8개의 실천과제를 제시한 바 있다.

① 청결을 생활화 합시다
② 음식은 싱겁고 가볍게 골고루 먹읍시다.
③ 예방접종과 건강진단은 때 맞추어 받읍시다.
④ 과음하지 말고 담배는 피우지 맙시다.
⑤ 규칙적인 운동으로 신체의 활력을 유지 합시다.
⑥ 일하며 보람 찾고 즐거운 마음으로 살아 갑시다.
⑦ 공공질서 지키며 안전사고를 예방 합시다.
⑧ 아껴 쓰고 적게 버려 건강한 환경을 만듭시다.

이러한 실천과제는 누구나가 중요성을 인식하고 있으면서도 실제 생활에서 간과하고 있는 부분들이라 할 수 있다. 적극적 건강관리는 자신의 건강을 유지 증진시키기 위하여 일상생활 속에서 제시된 건강실천과제를 평소에 생활화하는 것이다. 그런데 적극적 건강관리를 위한 건강생활 실천은 쉽게 성취되지는 않는다. 왜냐하면, 이미 우리가 가지고 있는 건강생활 습관은 어떤 것이든지 오랜 시간 속에서 길들여져 온 것이므로 설사 그것이 건강에 해롭다고 하더라도 쉽게 바뀌지 않기 때문이다. 여기에 적극적 건강관리에 대한 보건교육 홍보의 어려움이 있다.

따라서 적극적 건강관리를 위해서는 개인뿐만 아니라 국가의 역할도 중요하다. 질병예방이 건강진단이나 조기치료, 예방접종 등의 의료서비스 및 건강보호와 관련된 환경위생 및 안전시설 등이 주요 수단이 되는 것과 달리, 적극적 건강관리에서는 개인의 행동개선을 유도하기 위한 보건교육이나 법규제정과 운동 및 휴양시설 확충 등 사회적, 환경적 조치가 필요하다. 질병예방서비스가 대부분 의료전문인에 의하여 이루어지는 것이라면 적극적 건강관리를 위한 행동변화는 개인자신의 의지와 노력에 의하여 좌우되며, 이러한 행동변화를 유도하고 지속적으로 자기건강관리(self-care)를 할 수 있는 사회적 기반이 필요하다.

(3) 자기건강관리(Self-care)

가) 개념

자기건강관리는 보는 관점에 따라 광의의 의미와 협의의 의미로 구분된다. 광의의 자기건강관리에는 예방적인 부분(preventive self-care)과 치료적인 부분(medical self-care)이 포함되는데, 예방적인 부분은 자신의 건강을 유지하거나 또는 회복하기 위해서 하는 행동을 의미한다. 경미한 질병을 가정에서 치료하는 것, 운동, 스트레스 조절, 음식량조절, 체중조절, 정기적인 건강검사 등이 여기에 포함된다. 치료적인 부분은 의사가 처방한 치료조치를 환자가 충실히 따르는 것을 의미한다.

협의의 자기건강관리는 질병을 느끼는 사람이 건강을 회복하기 위하여 하는 행동으로 예방적인 부분만을 의미한다. 협의의 자기건강관리는 질병을 느끼는 사람이 자신의 건강유지와 회복을 위하여 하는 행동이라 할 수 있다. 조사결과에 따르면 우리나라 국민의 약 60% 이상이 건강을 위한 노력을 하고 있는 것으로 나타나고 있다. 구체적인 행위로는 먹는 습관, 운동, 건강검진 등이다. 이렇게 볼 때 일반 국민들에게 자기건강관리는 새로운 개념이 아니다. 문제점은 국민들에게 효과적이고 체계적인 자기건강관리 프로그램을 국가가 뒷받침하지 못하고 있다는 점이다.

나) 등장배경

어떤 사회이든지 건강증진, 예방, 심지어 경미한 질병의 치료 등은 대부분 개인이나 가족에 의해서 실시되어 왔다. 이렇게 관점에서 본다면 자기건강관리는 역사이후 인간사회에서 계속되어 왔다고 할 수 있다. 이러한 건강행위는 오랫동안 일상적인 것이었고, 질병과 치료의 개념으로 자기건강관리를 이해하기 시작한 것은 만성퇴행성 질환이 주요 건강문제로 등장하면서 부터이다. 오늘날에는 다음과 같은 이유로 병원에서 이루어지는 전문치료보다 자기건강관리에 더 관심이 집중되고 있다.

① 언론매체의 건강정보에 대한 보도 증가
② 비처방전 약의 보급
③ 일반가정에서도 이용이 가능한 의료기기의 보급
④ 의학적 치료방법의 대중화
⑤ 보험료부담의 증가에 따라 국가나 기업의 관심이 치료에서 예방으로 변화

다) 의미

자기건강관리의 두드러진 특징은 첫째는 건강증진 프로그램에서 개

인의 책임이 강조되고 있다는 점이고, 둘째는 공식적인 의료체계 밖에서 이루어진다는 점이다. 자기건강관리의 이론적 배경은 의료에 대한 지식이나 기술을 일반 국민들이 알고 있음으로 해서 더 적절한 치료를 받을 수 있다는 것이다. Illich는 도구적인 수단으로서의 기술적인 의료가 인간의 자율성을 마비시키고 자신의 건강문제를 의료전문가에게 의존하게 만들어 의료의 발전이 오히려 건강에 위협이 된다고 지적한 바 있는데, 이러한 문제를 예방할 수 있는 대안이 될 수 있을 것이다. 이것은 치료중심의 의료 한계를 극복하고 개인의 주체성을 높일 수 있는 방법이 되는 것이다. 또한 전문 치료인에게 지나치게 의존하지 않고 환자 자신이 할 수 있는 자조적인 질병치료 및 건강관리를 함으로써 국민의료비를 절감시킬 수 있다.

라) 고려해야 할 사항

문제가 되는 것은 의사를 방문하지 않고 환자 자신이 진단하고 건강문제를 다룰 때이다. 왜냐하면 어느 시점에서 전문 의료인을 찾아 갈 것인가를 결정하는 것은 쉬운 일이 아니기 때문이다. 만약 적절한 치료 시기를 놓쳐 질병이 악화된다면 오히려 역효과가 될 수 있다. 이런 점 때문에 자기건강관리가 전문 의료인의 도움 없이 환자 자신만의 힘으로 가능할 것인가에 대한 의문이 제기되곤 한다. 한편, 치료를 받고 있는 환자들의 자기건강관리에 있어서도 평소에 습득한 의료에 대한 지식이나 기술이 치료과정에서 긍정적으로 작용하기보다는 오히려 모든 증상의 치료에 대한 의료체계의 역할을 불신하게 되고 심지어 의료전문가 마저 불신하게 되는 경우가 있다. 분명한 것은 자기건강관리가 건강문제를 해결하는 만병통치약이 될 수는 없다는 점이다. 이것은 건강을 관리하는 하나의 방법일 뿐입니다. 질병을 경험하고 있는 사람이 완전한 건강을 회복하기 위해서는 예방과 치료가 동시에 이루어질 때 더욱 효과적이라고 할 수 있다. 따라서 자기건강관리는 전문의료인과 조화를 이룰 때 더욱 의미가 있다.

(4) 적극적 건강관리가 갖는 의미

그 동안 일반인들은 자기 건강을 의료 전문인들에게 지나치게 의존함으로써 건강관리에 대한 권리와 의무를 간과해 온 것이 사실이다. 건강의 중요성을 인식하면서도 질병에 걸리면 당연히 의료 전문인이 자신의 건강을 돌보아 줄 것으로 생각하고 일상생활은 건강관리와는 거리가 먼 경우가 대부분 이었다. 적극적 건강관리는 그 동안 건강 행태에 대한 새로운 변화를 의미한다. 건강생활 습관의 실천은 치료중심의 건강관리의 한계를 극복하고 각 개인의 주체성을 높일 수 있는 방법일 뿐만 아니라 자신의 건강을 자신이 책임질 수 있는 실질적인 수단이 될 수 있다. 또한, 지나치게 전문화 되어있는 의료의 영역을 일상적인 생활의 영역으로 바꾸는 것이다. 적극적 건강관리 방법은 멀리 있거나 어려운 것이 아니라 우리 일상생활 속에 있으며, 그 실천은 자기 스스로 하는 것입니다. 무엇보다 중요한 것은 자기 건강은 자신이 책임진다는 의식이며 건강할 때 건강을 지키는 것이다.

3) 우리나라 보건소 건강증진 사업의 발전과정

(1) 도입기

보건소에서 건강증진사업이 본격화 된 것은 1998년 10월 9개 건강증진거점보건소를 운영하면서 부터였다. 거점보건소는 1999년에 9개 보건소가 추가되어 18곳(서울시 강북구, 서울시 은평구, 부산시 기장군, 광주시 서구, 울산시 중구, 경기도 구리시, 경기도 광주시, 충북 단양군, 충북 옥천군, 충남 천안시, 충남 서산시, 전북 진안군, 전북 남원시, 전북 고흥군, 전남 곡성군, 경북 구미시, 경북 경주시, 경남 창원시)에서 운영하였다.

건강증진사업을 처음 시작하면서 '시범보건소'라는 명칭을 사용하지 않고 '거점보건소'를 사용한 것은 향후 사업의 전국 확산을 염두에 둔 것이었다. 즉, 건강증진사업을 전국으로 확산할 경우 각 지역별 건강증진 사업운영에 대한 기술지원을 건강증진거점보건소로 지정된 보건소에서 담당하도록 할 계획이었다.

보건소에서 건강증진사업을 시작하면서 가장 혼란스러운 일중의 하나가 기존 보건사업과 관계였다. 즉, 기존의 보건소 사업과 차별화되는 사업인가 아니면 기존 사업과 연결해서 운영해야 하느냐 하는 문제가 초창기에 대두되었다. 여기에는 여러 가지 이유가 있었으나 보건소의 조직, 인력에는 변화가 없는 상태에서 건강증진기금으로 사업비만 지원했기 때문이다. 그 동안 보건소는 1차 및 2차 예방 중심으로 사업을 진행하였기 때문에 건강증진이라는 새로운 영역을 감당하기에는 어려움이 있었다. 이러한 이유로 18개 건강증진거점보건소의 시범사업 내용은 고혈압 예방, 뇌졸중 예방, 학교보건, 구강보건 등 기존의 질병관리사업과 관련되었다. 또한, 사업담당자들이 건강증진에 대해서 구체적으로 이해하지 못하고 사업계획서를 제출한 것으로 생각된다. 왜냐하면, 건강증진과 관련된 전국 보건소의 담당자 및 소장 교육이 2000년 3월부터 시작되었기 때문이다. 보건복지부에서도 시범사업을 체계적으로 운영하기 위해 기술지원단 운영을 1999년부터 위탁하였다. 건강증진거점보건소 기술지원단의 활동으로 가장 큰 변화는 시범사업 보건소 담당자에 대한 교육훈련이 강화되었다. 이러한 노력으로 1999년 하반기부터 기존 보건사업과 차별화되는 건강생활실천사업(금연, 운동, 영양 등)이 부분적으로 보완되었다.

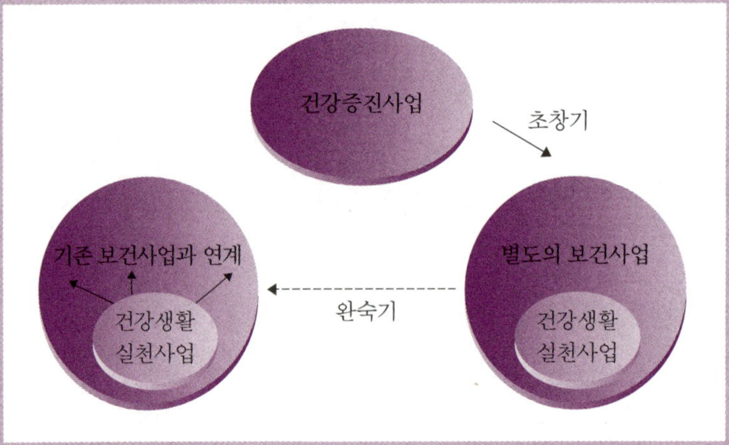

그림 1 건강증진사업 전개과정

(2) 발전기

18개 건강증진거점보건소 시범사업이 2001년에 종료된 후에 2002년 10월까지 보건소 중심의 지역사회 건강증진사업은 정체되었다. 사업비

지원이 중단되어 거점보건소에서도 더 이상 사업을 진행되지 못하였다. 다만, 전국 보건소에 금연사업비가 소규모로 지원되어 교육홍보 중심의 금연사업이 유지되었다. 그러다가 2002년 10월부터 2003년 12월까지 전국 100개 보건소를 시범보건소로 선정하여 금연, 절주, 운동, 영양 등 4대 건강생활실천사업을 지역 여건에 따라 선택적으로 운영하도록 하였다. 건강증진사업의 영역을 4대 건강생활실천사업으로 한정하였기 때문에 각 보건소에서는 기존 보건사업과 차별화되는 별도의 사업영역으로 건강증진사업을 이해하게 되었다. 기존 사업과의 연계부분은 상대적으로 소홀히 다루어졌으며, 각 보건소에서는 건강증진 담당자를 지정하여 담당자 중심으로 4대 건강생활실천사업을 운영하였다. 2004년부터 전국 156개 보건소에서 4대 건강생활실천 모든 영역의 사업을 추진하도록 했다. 즉, 금연, 절주, 운동, 영양 등을 건강증진 필수사업으로 운영하게 했다. 그러나 중앙의 지침과 상관없이 보건소에서는 1-2개 영역을 사업으로 선정하여 운영했는데, 4개 모든 영역을 사업으로 추진한 보건소는 25개소에 불과했다. 2005년부터 전국 모든 보건소에서 4대 건강생활실천사업을 실시하였다.

2004년 10월부터 전국 10개 보건소(서울시 성북구, 부산시 부산진구, 대구시 수성구, 인천시 동구, 강원도 춘천시, 충남 천안시, 경북 경주시, 제주도 제주시, 충북 청원군, 전남 해남군)에서 금연클리닉 시범사업을 실시했다. 금연클리닉은 건강생활실천사업에 포함된 금연사업과 구분되는 사업으로 흡연자를 대상으로 6개월간 행동요법과 약물요법을 무료로 제공하였다. 4대 건강생활실천사업 이외의 새로운 보건소 건강증진사업이 시작된 것이다. 시범사업으로 운영되었던 금연클리닉 사업이 2005년 1월부터 전국 모든 보건소로 확대되었다. 금연클리닉의 운영은 상담이 새로운 건강증진서비스로 보건소에 도입되는 중요한 의미를 갖는다. 집단중심의 보건교육 활동이외에 개인중심의 상담활동이 건강증진서비스로 정착하게 되는 것이다. 상담인력으로 금연상담사를 각 보건소에 채용하고 금연상담실을 설치하였다.

2008년부터 보건소 건강증진사업은 건강생활실천사업에서 지역특화 건강행태개선사업으로 사업명이 변경되었고 사업내용도 운동, 영양, 절주, 비만 등 4개로 조정되었다. 금연은 금연클리닉과 통합되어 지역특화 건강행태개선사업에서는 제외되었다. 지역특화 건강행태개선사업은 지역 특성을 고려한 특화사업을 개발 운영하도록 유도 하였으며, 사업예산도 사업내용에 따라 보건소별로 차등화 하였다. 기존 건강생활실천사업에 나타난 문제점을 극복하고 지역사회 건강증진사업을 더욱 체계적으로 운영할 수 있는 계기가 되었다.

4) 사업의 범위

(1) 이론적 내용

건강증진 개념의 등장은 건강관리에 대한 변화로 인식되며, 개인이나 지역사회가 가지고 있는 건강잠재력을 최대한 이끌어 내도록 역량을 강화하는 사업으로 간주된다. 그런데 건강증진을 실천하기 위한 구체적 방법에 대해서는 많은 연구에서 논의되었으나 사업대상에 관한 연구는 제약되었다. 이것은 건강증진의 대상을 기본적으로 건강인 중심으로 생각하기 때문이다. 질병과 죽음을 건강의 연속적인 개념에서 이해하는 경우, 건강증진은 1차예방과 구분되는 영역, 즉 1차예방이 질병에 접근된 사업이라면 건강증진은 건강에 접근된 사업이라 할 수 있다. [그림 2]

에서 제시하는 가장 좁은 의미의 건강증진 영역(A)이 이에 해당된다.

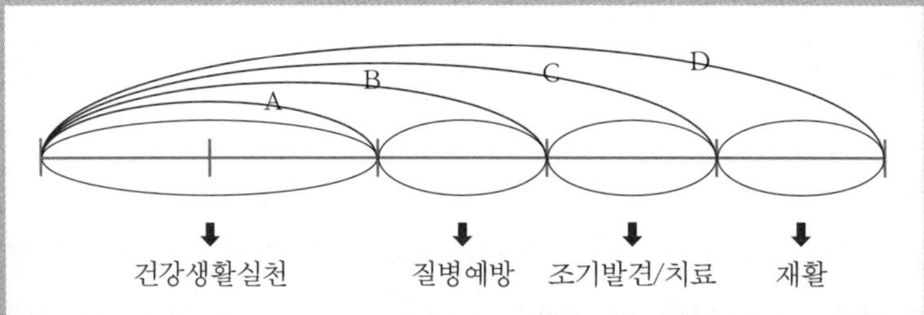

그림 2 건강증진의 범위

한편, 건강증진의 개념을 좀 더 세분화해서 각 건강상태별 단계에서 살펴보도록 한다. 건강인과 관련된 건강생활실천영역뿐만 아니라 초기 및 말기 환자에게도 기존의 질병예방이나 의료서비스와 연계된 건강증진 영역이 있다고 본다. 즉, 건강인의 개념을 질병중심에서 일상생활을 수행능력 중심으로 포괄적으로 이해하고, 건강증진은 주로 질병이 발생하기 전에 질병발생의 위험요인을 감소시킴으로서 질병발생을 줄이는 동시에 육체적, 정신적, 사회적 상태를 최상의 상태로 유지하는 것을 말하지만 질병이 진행되어 가는 시점에서뿐만 아니라 재활에서도 적용할 수 있는 개념이다.

가) 질병발생 이전과 발생초기의 건강증진

스트레스나 정신과적 증상을 가지고 있거나 이로 인한 신체적 증상을 가지고 있는 대상자들이 많이 있다. 또한 삶에 대한 자신감을 상실하거나 염세적인 자세를 가지고 있을 경우 상담실을 마련하여 대화를 통해 삶을 긍정적으로 보는 자세를 확립하도록 도와줄 수 있다. 스스로 건강하다고 믿는 건강에 대한 낙천주의자들은 염세주의자들 보다 사망

률이 낮은 것으로 알려져 있으므로 상담과 대화의 역할이 강조되어야 한다. 질병발생 초기의 건강증진은 증세를 가진 환자가 조기에 보건소나 병원을 방문하도록 하는 것과 만성병의 위험이 있는 대상자들이 조기검진을 받도록 유도하는 것이다.

나) 질병치료와 회복시기의 건강증진

이 단계에서는 만성병의 재발을 방지하기 위한 다양한 방법이 시도될 수 있다. 심장병환자의 재활을 위해서는 식이요법, 금연, 운동, 스트레스 관리 등 심장병에 영향을 주는 요인들을 변화시키는 것이 필요하지만 한편으로 환자 삶의 방식을 변화시키는 데 중점을 두어야 한다. 심장병 환자의 경우 우울 증세는 환자의 사망에 직접적인 영향을 주는 것으로 알려져 있어 심리적, 정신적 치료가 외과적 치료를 보완하는 방향으로 진행되는 것이 바람직하다. 이와 같은 다양한 치료방법이 실시된다면 만성병의 재발을 효율적으로 관리하여 재입원 비율을 낮추고 의료비 절감을 기대할 수 있다.

(2) 법적 내용

국민건강증진법에서는 국가와 지방자치단체가 국민들의 건강을 증진하는 지역사회 보건사업을 적극적으로 추진하도록 규정하고 있으며, 제2조 1항에서 국민건강증진사업을 보건교육, 질병예방, 영양개선 및 건강생활실천 등을 통하여 국민의 건강을 증진시키는 사업으로 규정하고 있다. 또한, 제19조 2항에서는 보건소장이 추진해야할 국민건강증진사업을 보건교육 및 건강상담, 영양관리, 구강건강의 관리, 질병의 조기발견을 위한 검진 및 처방, 지역사회의 보건문제에 관한 조사연구,

기타 건강교실의 운영 등을 규정하고 있다. 한편, 지역보건법 제9조 1항에서는 보건소의 건강증진사업을 국민건강증진, 보건교육, 구강보건, 영양개선사업 등으로 규정하고 있으며, 지역보건법 시행규칙 제5조 1항에서는 지역보건법 제9조 1항내용과 관련하여 업무를 다음과 같이 예시하고 있다.

가) 국민건강증진

① 주민건강의 증진에 관한 세부계획의 수립 · 시행
② 금연 및 절주운동(교육 · 홍보)
③ 담배자판기 설치단속
④ 18세미만의 자에 대하여 담배를 판매하는 자에 대한 과태료 부과
⑤ 금연 · 흡연구역을 구분하여 지정하지 아니한 자에 대한 과태료 부과
⑥ 질병의 조기발견을 위한 검진 및 처방
⑦ 혼인 전 건강 확인 의료기관의 지정
⑧ 지역사회의 보건문제에 관한 조사 · 연구
⑨ 건강상담 및 건강교실의 운영
⑩ 보건소 이용주민의 개인별 건강상태 기록 · 유지

나) 보건교육

A. 개인 또는 집단에 대한 보건교육 실시

① 금연 · 절주 등 건강생활실천에 관한 사항
② 만성퇴행성질환 등 질병의 예방에 관한 사항
③ 영양 및 식생활에 관한 사항
④ 구강건강에 관한 사항

⑤ 공중위생에 관한 사항
⑥ 건강증진을 위한 체육활동에 관한 사항
⑦ 기타 건강증진사업에 관한 사항

B. 보건교육을 실시할 의무가 있는 사업장 · 의료기관 및 단체에 대한 보건교육의 계획 및 결과에 관한 자료요청

다) 구강건강

① 구강건강사업계획의 수립 · 시행
② 구강건강에 관한 교육사업
③ 수돗물에 대한 불소화사업
④ 구강건강에 관한 조사 · 연구사업
⑤ 충치예방을 위한 치아 홈 메우기 사업
⑥ 불소용액 양치사업

라) 영양개선사업

A. 영양교육사업

① 영양지도의 계획 · 분석
② 영양교육 자료의 개발 · 홍보 및 영양교육
③ 지역주민의 영양지도(영유아 · 임산부 · 수유부 · 노인 · 환자 및 성인의 영양관리) 및 상담

B. 영양개선에 관한 조사 · 연구사업

C. 국민 영양 상태에 관한 평가사업

① 영양조사 및 지역주민의 영양평가 실시
② 지역주민의 영양조사결과 자료 활용

D. 집단급식시설에 대한 현황파악 및 급식업무지도

E. 기타 영양과 식생활개선에 관한 사항

앞에서 살펴본 것처럼, 국민건강증진법과 지역보건법에 명시된 건강증진사업의 내용은 건강생활실천사업, 구강건강사업, 영양개선사업 등으로 요약된다. 건강생활실천사업은 지역사회에 건강실천 분위기를 조성하고 보건교육을 통하여 개인에게 건강증진에 필요한 기술을 알려주는데 역점을 두고 있다. 구강건강사업이나 영양개선사업도 대부분 건강생활실천사업과 관련되어 있다. 분명한 것은 우리나라 법에 규정된 건강증진사업의 주요 내용은 금연, 절주, 만성질환예방, 공중위생, 구강, 운동, 영양 등 건강생활실천사업으로 요약되며, 구체적 사업방법은 보건교육, 건강상담, 건강교실, 건강정보관리, 조사 · 연구 등이다.

5) 추진 방법

보건소 건강증진사업은 크게 두 영역으로 추진될 수 있다. 하나는 포괄적 지역사회 역량강화 즉, 특정 질환에 위험이 있는 인구집단에 초점을 두기 보다는 전체 지역사회 주민을 대상으로 하는 건강생활실천분위기 조성사업이며, 다른 하나는 개인단위로 구체적인 건강증진 서비스를 제공하는 사업이다.

지역사회 역량강화 사업은 건강생활실천분위기를 조성하기 위한 교육, 홍보 중심으로 이루어지며, 건강증진서비스 사업은 상담과 의료서비스 중심으로 이루어진다. 건강생활실천사업은 1998년부터 추진되었던 사업으로 금연, 절주, 운동, 영양 등을 중심으로 진행되고 있다. 이와 달리 개인 단위로 접근하는 건강증진서비스사업은 2005년부터 전국 보건소에서 운영되고 있는 금연클리닉과 2005-2006년 20개 보건소에서 시범 운영된 주민건강증진센터가 대표적이다. 이러한 사업은 상담을 통한 행동요법뿐만 아니라 약물요법이나 치료서비스가 연계되어 있다. 건강증진사업의 성과를 얻기 위해서는 건강생활실천분위기 조성사업과 건강증진서비스사업을 동시에 추진해야 한다.

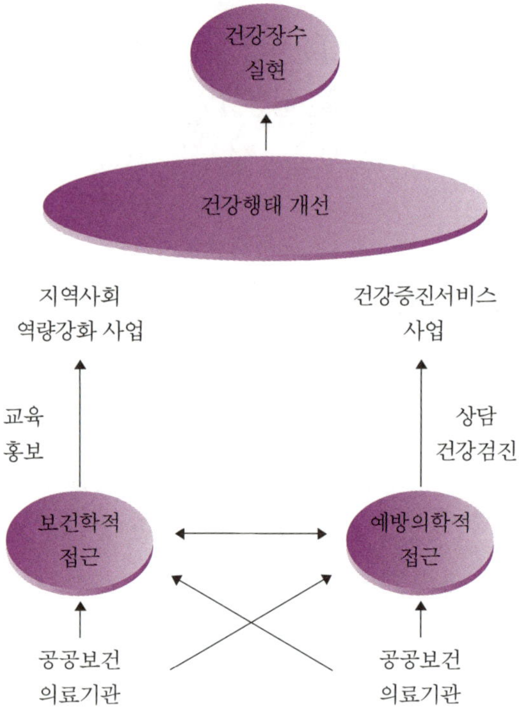

그림 3 보건소 건강증진사업 추진 방법

6) 접근방법

(1) 생활터(settings) 중심의 접근

1986년 오타와에서 거행된 세계보건기구의 건강증진에 관한 국제회의에서는 '건강증진에 관한 오타와 헌장' 을 채택하여 공표하였을 뿐만 아니라 실천 방법으로 '건강을 위한 생활터(settings for health) 이론' 을 소개하였다. 전통적 보건 접근방법은 건강상 문제가 되는 어떤 특정한 문제를 중심으로 이것들이 건강에 얼마나 해로운가에 관한 정보를 유통시켜 개인들이 스스로 생활습관을 변화시켜 그 문제를 해결하도록 하는 것이다. 이러한 방법은 개인의 행동에 영향을 주는 구조적 환경은 변화시키지 않은 채 개인의 행동만을 변화시키려는 접근 방법이다. 그러나 '건강을 위한 생활터 이론' 은 어떤 인구 집단의 건강문제는 특정한 사회 환경, 개인이 속한 집단, 집단과 관련되는 개인의 여러 요인 등이 상호작용하여 일어나는 결과로 본다. 생활터는 어떤 특정한 인구 집단이 생활하고 일하며 서비스를 이용하는 물리적 환경이 되는 지역은 물론이고 거기에 존재하는 지역사회와 모든 조직체와 그들의 활동까지 포함한다. 생활터(settings) 중심의 접근방법에서 개입 대상은 개인이 아니라 사회체계가 된다. 따라서 구체적 개입을 고려할 때는 사회체계가 처한 현재의 상황 및 변화되어야 할 방향에 대한 폭 넓은 이해가 필요하다. 똑 같은 개입이라고 하더라도 생활터(settings)에 따라서 개입의 내용, 방법, 절차, 결과가 다르게 되기 때문이다. 개입 대상은 처음부터 한 조직체 전부일 필요는 없다. 현실 여건을 고려하여 개입 대상을 결정하게 되는데, 당장 조직체 전부가 아니고 일부분을 대상으로 개입하더라도 장기적으로 연결고리를 찾아서 전체에 영향을 미칠 수 있도록 해야 한다.

기존 질병관리사업 운영방법과 건강증진사업이 차별화되는 부분은 개인 중심의 접근 방법뿐만 아니라 개인의 건강행위 변화와 관련된 지역사회 활동을 강화하거나 제도적 규제를 통하여 건강생활 분위기를 조성하는 것이다. 그 동안 우리나라 보건소의 건강증진사업은 개인 중심의 접근 방법으로 건강증진사업을 추진하였기 때문에 지역사회 활동 및 제도적 접근은 제한되었다. 현실적으로 보건소가 주택, 환경, 제도, 법률 등의 제반 공공정책과 업무 연계를 갖는다는 것은 쉽지 않다. 이러한 현실적 제약으로 우리나라 보건소의 건강증진사업은 주민들의 건강생활실천을 유도하여 건강의 잠재력을 향상시키는 사업이 주된 과제로 다루어졌다.

(2) 개인 중심의 접근

새로운 보건사업을 운영하는 방법은 두 가지가 있는데, 기존 사업과 별개의 것으로 간주하여 새롭게 추가하는 방법(α방법)과 기존 사업을 발전적으로 확대하는 방법(β 방법)이다. [그림 4]에서 보는 것처럼 α 방법은 기존 사업 A----D와 별개의 사업으로 E를 추가하게 된다. 예를 들어, 보건소에서 새로운 사업으로 금연사업을 시작할 때 기존 보건사업과 별도로 사업대상자를 선정해서 운영하는 방법이다. 이와 달리 β 방법은 금연사업을 할 경우 기존 보건사업과 연계해서 운영하는 것이다. 고혈압관리사업 혹은 방문보건 사업대상자 중에서 흡연자를 파악하고 이들에게 금연실천을 유도하는 방법이다. 즉, 기존 사업의 범위를 확대하고 기존 사업대상자를 중심으로 건강증진사업을 추가적으로 실시하는 것이다.

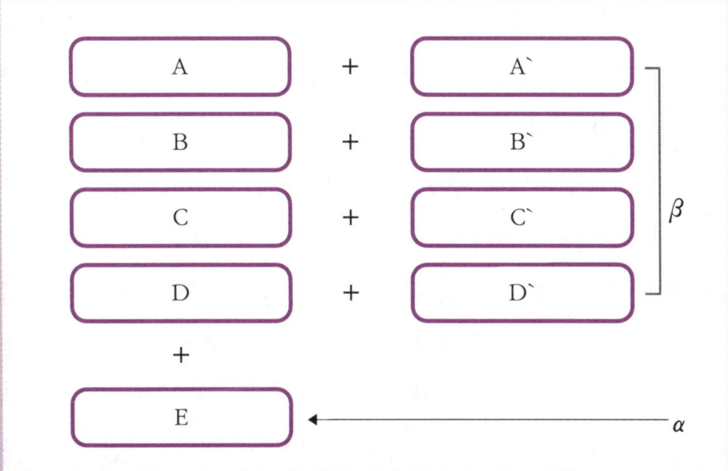

그림 4 새로운 사업 운영 방법

그런데, 개인 중심의 건강증진사업은 기존의 보건사업과 연계된 사업이며, 기존의 질병예방 및 질병관리 사업에 대한 질적인 접근이라 할 수 있다. 우리나라 보건소는 전통적으로 질병예방 및 보건교육 사업을 담당해 왔으며, 건강증진서비스가 각 사업에서 상당히 진행되어 왔기 때문에 기존 사업과 차별화 되는 별도의 사업영역으로 건강증진을 개념규정 할 수는 없다. 개인을 중심으로 하는 보건소 건강증진사업은 별도의 새로운 사업으로 이해되기 보다는 기존 보건교육 사업을 활성화 시키기 위한 새로운 접근방법으로 이해되어야 한다.

표 1 기존 보건사업과 연계한 건강증진사업 사례

운동	고혈압, 당뇨환자를 위한 운동교실, 노인을 위한 체조교실 등
영양	고혈압, 당뇨환자를 위한 영양교실, 이유식 교육, 모유수유 홍보 등
금연	학교보건사업과 연계한 흡연예방교육 등

* 자료: 이주열 외(2005)

기존 사업운영 방법과 건강증진사업이 차별화되는 부분은 개인 중심의 접근 방법뿐만 아니라 개인의 건강행위 변화와 관련된 지역사회 활동을 강화하거나 제도적 규제를 통하여 건강생활 분위기를 조성하는 것이다. 그 동안 우리나라 보건소의 건강증진사업은 개인 중심의 접근 방법으로 건강증진사업을 추진하였기 때문에 지역사회 활동 및 제도적 접근은 제한되었다. 현실적으로 보건소가 주택, 환경, 제도, 법률 등의 제반 공공정책과 업무 연계를 갖는다는 것은 쉽지 않다. 이러한 현실적 제약으로 보건소 건강증진사업은 주민들의 건강생활실천을 유도하여 건강의 잠재력을 향상시키는 사업이 주된 과제로 다루어졌다. 즉, 우리나라 보건소 건강증진사업은 지나치게 서비스 중심의 사업으로 운영된 것이다.

(3) 포괄적 접근

현재 보건소 건강증진사업은 단일사업으로 축소되어 운영되고 있으며, 접근방법에서도 대단히 제한적이다. 특히 건강증진사업을 개별적인 금연, 영양, 절주, 운동 사업으로 생각하는 경향이 강하다. 금연, 영양, 절주, 운동 등의 사업은 건강생활실천 유도를 위한 하나의 수단으로서 추진하는 사업내용이며 궁극적으로는 이런 사업을 통하여 지역주민이 자기건강관리 능력을 키우도록 하는 것이다. 건강증진사업에서 추구하는 변화의 단위(units of change)는 금연, 영양, 절주, 운동 등이 하나로 묶인 건강생활이기 때문에 개별사업으로 진행하는 것은 바람직하지 않다. 즉, 각 사업별로 사업대상자를 다르게 발굴할 것이 아니라 특정 대상자에게 필요한 건강생활과 관련된 서비스를 함께 제공해야 한다. 건강증진사업의 내용이 다양하면서도 집중화되어야 한다. 건강증진의 가장 큰 특징 중의 하나는 포괄적인 사업운영 방법이라 할 수 있다.

건강증진사업은 개인의 건강행위 변화를 유도하기 위해서 여러 차원의 다양한 접근방법을 사용하게 된다. 그런데 사업 세부전략이 단순히 다양화하는 것만으로 건강행위 변화를 유도할 수는 없다. 사업 세부전력은 다양화와 집중화가 동시에 추구되어야 한다. 즉, 여러 차원의 집중화된 사업이 진행될 때 사업이 효과를 얻을 수 있다. 개인, 가족 및 직장, 지역사회, 국가 차원의 다양한 사업이 추진되어야 하며, 이들 사업은 개인의 행위변화로 집중화되어야 한다. 금연사업을 예로 든다면, 개인 차원의 사업은 특정 흡연자를 대상으로 하는 금연교육, 가족 및 직장 차원의 사업은 특정 흡연자 가족 및 직장 동료를 대상으로 금연도우미 교육, 지역사회 차원의 사업은 특정 흡연자가 금연의지를 키울 수 있도록 하는 금연분위기 조성사업, 국가 차원의 사업은 금연구역 확대 등 금연 환경 구축사업이 동시에 추진되어야 한다. 서로 다른 성격의 다양한 사업이 추진되는 것 같지만 이러한 사업들의 목적은 특정 흡연자의 금연실천을 유도하고 지속시키기 위해서 추진된다. 즉, 사업이 특정 흡연자 중심으로 집중화되어 있다.

2

지역사회 협력체계 구축 방향

1) 보건소 중심의 연계 체계

보건소가 중심이 되어 지역 단위의 건강증진사업을 운영하는 것은 바람직하지만 보건소만으로 사업을 추진할 수는 없다. 효과적, 효율적으로 사업을 추진하기 위해서는 지역사회의 자원을 보건소를 중심으로 연계시키는 과정이 필요하다. 보건소가 중심이 되어 지역사회의 다양한 단체와 더불어 사업을 수행하고 이 과정에서 주민 및 지역단체의 참여가 이루어지도록 해야 한다. 이를 위해서 보건소 건강증진 담당자는 지역사회 연계활동에 특별한 노력이 필요하다. 지역사회 건강증진사업의 바람직한 모형은 보건소를 비롯한 지방자치단체의 행정기관이 중심 역할을 담당하면서 관련 공공기관, 민간기관, 주민단체 등의 협력과 지원을 받으면서 사업을 추진하는 것이다. 지방자치단체가 중심이 된다는 의미는 자치단체장이 건강증진사업에 얼마나 관심을 가지고 있느냐와 관련된다. 보건소만의 노력으로 건강증진사업을 추진한다면 보건영역에 제한되어 사업이 진행될 수밖에 없다.

지역사회 건강증진사업이 이상적인 추진 모형은 [그림 5]와 같은데, 지역사회의 공공기관, 민간기관, 주민단체 등의 협력과 지원을 받아서

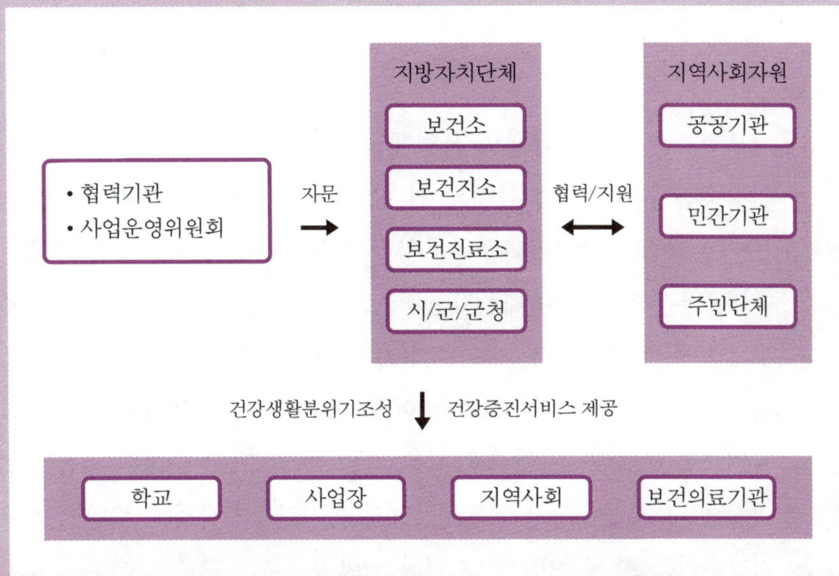

그림 5 지역사회 건강증진사업의 운영체계

보건소를 비롯한 지방자치단체 기관이 중심 역할을 담당한다. 관련 전문기관으로 부터 기술자문을 받도록 하며 지역주민 대표로 구성된 사업운영위원회를 통하여 주민들의 의견을 청취하고 필요한 경우 도움을 요청한다. 세부 건강증진사업은 개인의 행동에 영향을 주는 구조적 환경 변화를 고려한 장이론에 근거하여 학교, 사업장, 지역사회, 보건의료기관 등의 생활터 중심으로 접근한다.

2) 지원중심의 보건소 역할

보건소는 지원중심으로 사업에 참여해야 한다. 앞에서 개인중심의 건강증진사업은 기존 사업과 연계된다고 했는데, 실제 사업운영 전략은 기존의 고혈압, 당뇨관리 등의 질병관리 사업과는 분명히 차별화 된다. 질병관리 사업은 대상자를 확인하고 지속적으로 관리하는 방법으로 서비스를 제공한다. 일단 대상자로 선정되어 서비스를 받게 되면 질병이 완치되기 전까지는 보건소에서 계속해서 관리해야 하므로 제한된 자원으로 사업대상자를 확대하는 것은 현실적으로 어려워 제한된 범위의 주민이 사업대상자가 된다. 그러나 건강증진사업은 주민 스스로가 건강관리를 할 수 있도록 지원하는 방법으로 접근하기 때문에 초창기에는 보건소가 서비스를 제공하거나 교육홍보 등을 통하여 분위기를 조성하지만 최종적으로는 주민이 중심이 되어 사업을 진행되게 된다. 지역주민 및 지역단체가 중심이 되어 진행하도록 하고 보건소에서는 행정적, 재정적으로 지원하도록 하는 역할을 담당하게 된다. 이 과정에서 지역주민 단체, 보건지소 및 보건진료소의 참여가 활발히 이루어져야 한다. 이를 위해서 주민대표 중심으로 협의회를 구성하고 지역사회의 지도급 인사를 건강생활지도자로 위촉한 후 교육을 실시하여 지역사회 건강생활 실천운동의 리더가 될 수 있도록 하는 것이 바람직하다. 특히 보건지소 및 진료소가 있는 경우 이들의 참여가 절대적으로 필요하기 때문에 사업비의 일부를 지원하는 것이 바람직하다. 이렇게 해야 지역 전체 주민을 대상으로 사업이 가능하고 주민 스스로 자기건강을 관리할 수 있는 능력을 키울 수 있다.

한편, 보건소는 집행과정의 조정 및 감독, 결과의 보고 및 관련 정보의 통합 등을 통해 확고한 조정기전을 확보하여 지역사회 내에서 건강증진사업을 연계 · 조정 · 통합적으로 실천하는 것이 효율적인 방법이라고 할 수 있다. 보건소장은 건강증진 업무의 위탁 · 대행에 따른 제반 업무의 내용 및 범위 등 세부사항을 자치단체의 조례로 제정하여 구체화해야 하며, 변화된 보건행정의 방향에 대하여 지방자치단체 및 보건소 내부직원, 그리고 지역사회에 대해 보다 적극적인 이해와 설득이 필요하다.

3) 민간단체 활용

지역사회에서 건강과 관련된 일은 보건소나 의료기관이 담당해야 한다고 인식되어 있다. 그러나 이러한 시각은 전염병시대에는 의학적 접근에 의한 건강관리가 가장 과학적이고 효과적이었기 때문에 문제가 되지 않았으나 질병구조가 바뀐 지금에도 적절한 접근전략이 되지 못한다. 오늘날 만성질환 시대에는 질병의 원인이 명확히 밝혀져 있지 않기 때문에 더욱 다양한 지역사회의 참여와 접근의 요구되고 있다. 민간단체를 활용하여 건강증진사업을 추진할 경우 i) 보건소의 부족한 시설 및 인력문제를 극복할 수 있고, ii) 보건소 직원들에게 선의의 경쟁을 유발할 수 있고, iii) 주민들에게 전문서비스를 제공할 수 있고, iv) 공공조직의 경직성과 비효율성을 완화할 수 있는 효과가 있다. 그런데, 민간단체의 활용은 많은 장점을 가지고 있으나 실제 보건사업에 적용하는 데는 극복해야 할 장애요인이 많다. 특히, 의사 결정자들의 과감한 권한이양, 견해와 전략의 조정, 새로운 참여자들에 대한 문호개방, 다양한 조직문화에 대한 이해, 영역갈등에 대한 조정, 불필요한 경쟁의 지양, 적절한 기술의 제공과 습득 등에 대한 고려가 필수적이다.

민간단체는 보건소 조직과 비교하여 운영에 탄력성이 높다. 따라서 이들 단체와 연계활동을 강화할 경우 보건소의 인력이나 활동범위의 한계를 극복할 수 있다. 그런데 민간단체를 활용하기 위해서는 위탁업무를 위한 예산이 확보되어야 한다. 일부에서는 민간단체에 위탁업무 수행을 의뢰하는 것에 대해서 호의적으로 생각하지 않는데 업무만 위탁하여 예산을 지원하는 것이 아니라 ⅰ) 사업운영 지침, ⅱ) 사후 평가 지표 등을 함께 제공하여 보건소가 필요한 사업을 수행하도록 유도하여야 한다. 또한, 민간단체에 사업을 위탁한 후에 보건소 사업담당자는 정기적으로 사업운영 과정을 확인하고 최종 결과보고를 받도록 한다. 지역의 주민단체는 활동 인력이나 조직체계가 미흡하기 때문에 사업을 위탁하고자 할 경우 사업수행 능력을 신중히 평가하여야 한다. 또한, 이런 단체의 경우 회계 결산이나 업무보고에 대한 능력이 결여되어 있는 경우가 많다. 따라서 이런 경우는 위탁 업무로 사업을 추진하는 것보다는 보건소가 주관하는 사업에 참여를 유도하여 실제 활동은 주민단체가 중심이 되어서 하고, 사업비 등 행정적인 업무는 보건소에서 담당하는 것이 바람직하다. 민간단체와 연계 활동 방법은 특정한 원칙이 있는 것이 아니라 사업수행의 효과성, 업무 추진의 효율성을 고려하여 보건소에서 결정하면 된다.

4) 지역사회 자원 구축 과정

보건소 건강증진사업 담당자가 지역사회 자원을 구축하는 기본 절차는 다음과 같다.

(1) 1단계

공식적으로 정리되어 있는 자원을 확인한다. 이미 알려져 정리되어 있는 자원을 확인하는 것으로서 이용 가능한 자원목록은 구청, 사회 복지과의 서류, 도서관에 비치된 지역사회자원 관련 도서 등을 통해 확인할 수 있다.

(2) 2단계

관련 담당자와 전화하거나 방문을 통해 자원을 확인한다. 공식적으로 정리되어 있는 자원 외에 지역사회 지도자나 그 지역담당 보건관계자와의 면담을 통해 주민들이 가장 많이 이용하고 있거나 이용 가능한 인적, 물적 자원에 대한 정보를 얻는 단계이다.

(3) 3단계

확인된 자원을 정리하여 지역사회 자원 목록표로 정리한다. 1.2 단계에서 확인된 자원을 정리하는 단계로써 다음 표와 같이 지역사회 자원 목록 표를 만들어 활용하면 효과적이다. 자원 목록 표에는 관할 지역뿐 아니라 타 지역과 국내의 유용한 자원이 포함되어야 한다. 각 보건기관의 사업목적 및 임무와 제한점 등을 알아둔다. 가능한 자원이 어디에, 어떤 목적으로, 어떤 대상에게, 어떤 일을 할 수 있는지 알고 있어야 한다.

(4) 4단계

지역사회 자원 활용을 위한 협조체계를 형성한다. 사업담당자는 작성된 자원 목록 표를 효과적으로 활용하여 지역사회 자원의 협조체계를 형성하게 된다. 간담회, 자문회의, 사업 설명회 등을 통하여 관련된 기관에서 참여할 수 있도록 유도하고 필요한 경우 사업운영과정 자료를 우편으로 제공한다. 편리하고 간편한 의뢰방법을 정해둔다. 또한 그 자원을 이용하기 위해서는 누구에게, 어떤 방법으로, 언제, 어떤 경로를 통해서 이용하며, 제한이나 한계는 무엇인지를 알아서 주민이 이용할 경우 불편함이 없도록 한다.

5) 지역사회 연계활동

(1) 학교

전염병예방법 제21조 3항 및 학교보건법 제10조에 의하면 2005년 3월 1일 이후에는 학교장은 시장 · 군수 · 구청장에게 취학생들의 예방접종증명서를 발급받아 예방접종의 완료여부를 검사하여야 하고, 접종 미완료 학생에게는 필요한 예방접종을 받도록 지도하여야 하며, 필요한 경우 관할 보건소장에게 예방접종지원 등의 협조요청을 할 수 있도록 규정하고 있다. 그리고 학교보건법 11조에는 학교장은 신체검사 결과 질병에 감염되었거나 될 우려가 있는 학생에 대하여 질병의 치료 및 예방에 필요한 조치를 하여야 한다고 하면서 필요한 경우에 보건소장의 협조를 구할 수 있으며, 보건소장은 정당한 이유 없이 이를 거부할 수 없도록 규정하고 있다.

이러한 규정은 예방접종 및 건강증진사업에서 보건소와 학교와의 협조관계를 명시적으로 밝히고 있는 것이라 하겠다. 결국, 학교 보건사업은 학교가 주관을 하되 학생들의 건강정보교류 및 보건교육자료의 교환 등과 함께 학교보건사업의 시행에 있어서도 보건소와의 협조체제를 구축해야 한다. 그러나 아직까지 학교에서는 보건사업에 대한 인식이 결여되어 있기 때문에 보건소가 주체가 되어 지역사회의 학교보건사업을 이끌어 나가야 한다. 즉, 건강증진 학교 조직체계 구성을 위한 기반을 마련하고, 대상별로 다양한 프로그램을 활성화하고 대상자의 직접 참여를 유도하며, 학교 건강증진에 대한 교육청 및 교사들의 인식전환 방안을 마련하고, 전반적으로 건강증진 분위기를 확산하는 등의 목표를 수립하여 추진할 수 있을 것이다.

(2) 사업장

직장에서의 건강증진사업도 지역사회와 유기적인 연계를 가져야 한다. 우리나라의 직장 건강증진사업은 아직까지 형식적인 수준을 벗어나지 못하고 있으며, 지역사회에 대한 확산은 엄두를 낼 수 없는 형편이다. 그래서 근로자 건강관리를 위한 직장과 공공보건기관의 역할을 규정하여 각자의 역할을 수행하면서 서로 보완하고 협조해 나가야 할 것이다.

직장에서는 근로조건 및 환경의 개선과 함께 근로자 건강진단의 내실화를 기하고, 보건교육, 캠페인, 기타 보건관련 행사를 실시할 수 있을 것이고, 공공보건기관에서는 직장 등 단위기관별 건강증진활동을 지원하고, 지역사회 건강증진 관련 자원의 효율적 활용을 도모해야 한다. 민간의료기관에서는 각종 건강증진 활동을 지원하면서 근로자의 건강진단을 실시한다. 비록 어렵지만 지역사회의 보건자원을 총동원하여 직장근로자의 건강관리사업을 수행해야 하고, 직장의 건강관리사업 및 건강검진을 통해 나타난 건강문제를 보건소에 통보하도록 하여 근로자의 건강관리를 지속적으로 할 수 있도록 해야 할 것이다. 사업장의 건강증진사업을 활성화하기 위해서는 사업장의 건강증진사업을 위한 정책을 강화하고, 사업모형 및 지침개발, 담당인력확보 및 교육훈련, 사업장의 운동시설 확충 등을 통한 사업기반을 강화해야 한다.

3

보건소 건강증진사업 개발 방법

1) 보건소 건강증진사업 진행 원칙

첫째, 사업을 촉진 또는 방해할 수 있는 요소에 대한 평가가 선행되어야 한다.

둘째, 사업목표와 사업대상자를 명확히 한다.

셋째, 사업은 중장기 계획을 수립하여 단계적으로 추진한다.

넷째, 사업은 다양화와 집중화가 동시에 고려되어야 한다.

다섯째, 지역사회의 환경, 문화 및 지리적 특성을 적극적으로 활용한다.

여섯째, 지역주민이 사업운영에 참여할 수 있도록 한다.

일곱째, 지역사회 모든 부문의 참여를 유도하여 공동으로 문제를 해결한다.

2) 사업개발 과정

보건사업 개발과정을 단순화 하면 문제 확인→사업개발(목표설정, 세부방안 마련)→실행→평가 등의 순환과정이며, 세부 내용은 다음과 같다.

(1) 문제 확인

의료모델에서 보면 의사가 환자의 문제점을 정확히 찾아내고 그 원인을 규명하면 정확한 처방이나 치료를 할 수 있다. 이와 똑같은 절차가 사업을 개발하는데도 적용된다. 문제를 파악하는 방법으로 관련된 정보와 자료를 수집하게 된다. 문제 확인을 위해서는 여러 측면에서의 정확한 진단이 필요한데, 건강증진사업과 관련하여 간략히 정리하면 다음과 같다.

첫째, 건강증진사업의 추진을 위한 문제의 크기와 분포를 파악한다. 지역사회 관련 지표를 조사하여 문제의 크기를 파악한다. 해당 지역의 인구분포를 파악하여 건강증진사업의 사업대상 집단(target population)을 청소년층으로 할 것인지, 성인으로 할 것인지, 여성으로 할 것인지를 결정한다. 문제의 크기와 분포를 파악하지 않고 사업을 추진하게 되면 효과적 사업으로 이끌어 낼 수가 없다.

둘째, 건강증진사업을 촉진하거나 방해하는 정책, 자원 및 조직의 환경을 분석한다. 행정적, 정책적 내용을 진단하기 위해서는 건강증진사업에 필요한 자원이 어떤 것이 있는 지를 진단하고, 이용 가능한 자원을 진단하고, 수행에 있어서의 장애물이 무엇인지를 알아본다.

셋째, 새로운 보건사업을 계획할 때는 지역주민의 건강문제 및 요구도뿐 만 아니라 사업주체인 보건소 조직에 대한 진단이 필요하다. 즉, 새로운 사업을 수행할 만한 역량을 가지고 있는지를 검토해야 한다. 어느 부서의 누가 업무를 담당할 것인지, 업무를 담당할 인력이 현재 담당하고 있는 업무는 어느 정도이고 새로운 업무를 수행할 여건이 되는지, 새로운 업무 수행을 위해서 필요한 장비 및 시설이 무엇이고 어떻게 해결할 것인지, 필요한 예산을 확보할 수 있는지 등에 대한 검토가 필요하다.

(2) 목표설정

목표설정은 궁극적으로 달성하려는 목적을 구체화하는 것이다. 목표를 기술할 때는 사업대상, 시간, 사업내용 제공 후 변화하기를 기대하는 방향을 포함해야한다. 목표는 대상 집단에게 현실적으로 적절해야 하며 변화되어야 할 행위가 구체적으로 정확하게 정의되어야 하고, 측정 가능한 결과로 진술되어야 한다.

① 궁극적 목적(purpose)

궁극적 목적(purpose)은 일반적으로 폭넓고 일반적인 진술로 표현된다.

② 목적(goal)

직접적으로 궁극적 목적의 진술과 관계가 되며 일반적으로 진술된다. 궁극적 목적으로부터 직접적으로 도출되며 특성을 반영한다.

③ 목표(objective)

특수한 목적의 진술과 직접적으로 관련된다. 목표는 특정 기간 내에 성취될 수 있는 구체적이고 관찰 가능한 결과를 나타낸다. 목표를 구체화하기 위해서는 i) 목표를 양적인 개념으로 할 수 있는 것은 양적으로 한다. ii) 양적으로 할 수 없는 경우, 중간 목적을 사용하거나 사업성취도를 측정할 수 있는 대리 기준을 사용한다.

(3) 세부방안 마련

세부방안은 목표를 달성하기 위한 수단으로 구체적인 사업내용이 된다. 새로운 사업내용을 개발하기 위해서는 개인적인 경험, 운영사례, 다른 사업에서 사용한 방법의 모방, 관련 문헌조사, 팀원 간 브레인스토밍, 전문가의 조언 등을 활용한다. 이러한 과정을 통하여 개발한 사업내용을 비교 분석하여 최선의 방안을 찾아야 한다.

세부방안 마련을 전략(strategy) 등의 용어로 설명하기도 하는데, 전략의 내용은 다음과 같다. 전략은 일련의 계획을 포함한 우선순위 혹은 선호하는 목적으로서 언급된다. 전략을 계획하는 데에는 다음과 같은 것을 포함한다. i) 전략의 선택을 위한 논리적 근거를 포함한 여러 가지 중에서 최상 전략을 선택한다. ii) 전략 수행과 일에 대한 담당직원의 능력을 확인한다. iii) 방해하는 세력뿐만 아니라 저항하거나 반대하는 세력을 예상한다. iv) 기관 내의 자원과 지원집단 혹은 개인을 확인한다.

전략은 실제로 최소한의 과제를 열거하고, 자원을 동원하여 집단을 지원할 필요가 있을 뿐만 아니라 저항하거나 방해하는 세력을 관리하고, 집단 응집력과 목적 지향적인 초점을 유지할 필요가 있다.

(4) 실행과 평가

최종적으로 기획과정 속에서 수립된 계획을 집행하고 그 결과를 평가하여 환류 시키는 일련의 과정이 이루어진다. 평가란 목표가 어느 정도 도달되었는지를 알아보는 과정이다. 사업평가를 위해서는 받아들일 수 있는 기준이 필요하며, 이런 기준은 결국 사업을 통해서 기대하고자 하는 발전 정도 및 발전 수준을 말한다. 이러한 평가 기준은 사업을 기획할 때 사업목표를 설정함에 있어서 그 변화량과 변화 시기를 분명하게 함으로써 만들어진다. 평가기준을 다음과 같이 여러 방법을 통해서 사업평가를 위해 설정할 수 있다.

① 사업 관련 팀이나 관련 기관에서 사업을 위해 임의기준을 설정
② 실제 사업을 통해서 검증된 결과 등 과학적인 근거를 중심으로 설정
③ 과거 사업의 성과를 중심으로 설정
④ 사회의 일반적인 가치관이나 규범을 근거로 설정
⑤ 사업 팀, 관련기관 및 대상 집단 혹은 지역사회의 의견 수렴이나 합의를 통 해서 설정
⑥ 사례 검토 등을 통해서 설정
⑦ 국가수준에서 세워진 표준을 기준으로 설정

한편, 건강증진사업의 목적과 목표가 설정되면 그것을 기준으로 사업의 진척, 성패를 측정하게 된다. 평가기준 또는 성과지표 등을 먼저

설정하고 거기에 따라 사업을 구체적으로 추진해 가는 것이 바람직하다. 평가의 기준설정에 대한 지침은 다음과 같다.

① 측정할 수 있는 기준이어야 한다.
② 기준은 기관에서 기별 또는 연차적으로 서비스를 받게 되는 서비스 대상자의 수, 서비스 받는 대상자들의 출석률 등과 같은 구체적인 숫자로 표시할 수 있어야 한다.
③ 시기를 결정할 수 있어야 한다.
④ 비율(rate)로 정할 수 있어야 한다.
⑤ 소요경비의 지출에 연결시킬 수 있어야 한다.

3) 금연사업 운영 방법

(1) 기본 방향

첫째, 금연 활동이 보건소만의 사업으로 축소되지 않도록 지역사회 자원(기관, 단체 등)과 연계하여 사업을 운영해야 한다. 지역사회 금연 실천 운동은 보건소를 중심으로 전체 지역 주민과 공공 및 민간기관이 모두 참여하는 사회운동이 되어야 그 성과를 기대할 수 있다.

둘째, 금연분위기 조성사업, 금연환경 구축사업, 흡연예방 교육사업, 금연실천 지원사업 등으로 구분하여 포괄적으로 사업을 추진해야 한다. 특히, 초기에는 다양한 홍보행사를 통하여 금연에 대한 사회적 분위기를 지속적으로 유지하는 것이 중요하다.

셋째, 보건소는 주민들이 금연실천을 통하여 자기건강관리 능력을 키울 수 있도록 지원한다. 건강증진사업의 하나로 진행된다는 점을 고려하여, 금연사업 과정을 통하여 시민들의 건강의식을 변화시키고 건강생활습관의 중요성에 대해서 인식하도록 유도하는 계기가 되어야 한다.

(2) 추진과정별 사업내용

가) 사업 기반 구축기

금연사업의 준비기간으로 사업운영 체계 마련, 인력개발, 시설 · 장비확보, 교육홍보자료개발 보급 등을 통해서 사업기반을 구축하게 된다. 주민 대표가 참여하는 회의를 정기적으로 운영하여 지역사회 주민의 자발적인 참여와 협력을 유도한다. 이 기간 중에는 금연사업의 대상자를 일반지역주민 보다는 주로 지역사회의 지도자급 인사 즉, 읍?면?동장, 학교장, 의?약사, 이?통?반장, 마을 부녀회장, 청년지도회장 등 지역사회 금연사업에 핵심적으로 참여할 대상자 중심으로 교육훈련과 회의 개최 등 홍보활동에 역점을 둔다. 이는 이들 지역사회의 지도급 인사들은 여론지도자(opinion leader)로서 이들의 건강의식 및 행동변화는 지역주민들의 건강의식 및 행동변화에 크나큰 영향을 미치게 되므로 먼저 이들 지도급 인사들을 대상으로 한 보건교육 실시효과는 그 파급효과로서 지역사회 금연사업의 효과적 추진 및 확산을 용이하게 할 수 있기 때문이다. 또한, 일반 지역주민 대상의 직접적인 금연교육활동보다는 주로 지역사회의 매스컴이나 인쇄매체를 이용하여 새로운 보건소의 금연사업 내용 등에 대한 홍보활동에 주력하는 것이 바람직하다.

나) 사업 확대 실시기

금연사업을 본격적으로 추진하는 시기로 사업대상을 지역사회의 지도자급 인사 중심에서 일반 주민을 포함하는 지역사회 전체로 확대하고, 사업내용도 홍보활동 중심에서 구체적이고 본격적인 실천사업을 전개한다. 즉 금연분위기 조성사업, 금연환경 구축사업, 흡연예방 교육사업, 금연실천 지원 사업 등으로 구분된 사업을 본격적으로 실시한다. 보건소의 금연사업 담당자는 매월 계속적으로 추진해야 할 사업과 월별 핵심 사업으로 추진되어야 할 사업내용을 파악하고 각 사업이 차질없이 진행될 수 있도록 한다. 지역사회의 유관기관 및 단체의 적극적인 사업 참여를 유도하고, 홍보행사를 통하여 지속적인 금연분위기 조성에 노력한다.

다) 사업 평가기

사업의 성과를 파악하여 향후 자체적으로 사업을 계속 추진할 수 있는 자립적 기반을 구축하는 시기이다. 특히 금연사업 평가대회를 실시하여 단체, 학교, 사업장 등의 금연사업 활동을 평가하고 우수 운영사례를 발굴하여 확산시킨다. 사업운영 전반에 관한 평가와 함께 금연사업 실시가 지역사회 흡연율 변화에 미친 효과를 조사한다.

(3) 대상자별 사업내용

지역사회의 금연분위기를 조성하기 위해서는 어느 특정 연령층 혹은 집단을 대상으로 사업을 실시하는 것보다는 전체 주민을 대상으로 접근하는 것이 효과적이다. 이를 위해서는 유치원생부터 노인에 이르기까지 전 연령을 사업대상자로 하여 각 대상자의 특성을 고려한 프로그램과 접근전략을 개발해야 한다.

가) 유치원생

담배가 나쁘다는 것을 알리고, 주변의 어른(할아버지, 아버지, 삼촌 등)의 금연을 유도하도록 교육한다. 특히 간접흡연의 피해에 대해서 교육하고, 가정에서 담배를 피우면 "담배는 나빠요"라고 말하고 자리를 떠나도록 교육한다. 콩나물실험 등을 통하여 담배의 유독성을 교육하고, 아빠의 금연을 실천을 유도하기 위한 "아빠, 담배는 나빠요" 그림 그리기를 하거나 "아빠, 금연 하세요" 편지쓰기 등을 한다. 이러한 프로그램이 유치원에서 연 2회 정도 실시될 수 있도록 유치원 원장 및 교사의 협조를 구한다. 이를 위해서 유치원 원장 및 교사를 위한 교육과정을 개설할 수 있다. 유치원에서 실시한 그림 혹은 편지를 수집하여 전시회를 보건소 교육실에서 연 1회 실시하고, 적극적으로 참여한 유치원에 대해서는 시상하도록 한다.

나) 초등학생

최초 흡연시기가 초등학교에 이루어지고 있으므로 철저한 흡연예방 교육이 필요하다. 교육은 학급별로 진행되는 것이 바람직하며, 보건소 직원 혹은 외부강사 등이 교육을 담당할 수도 있으나 양호교사, 담임교사가 학년별로 연 2회 정기적으로 실시하도록 유도한다. 마네킹 실험 등을 활용한 담배의 유독성을 교육하고, 담배에 대한 호기심을 차단시킨다. 교육과정은 각 학년별로 구분해서 운영되어야 하며, 보건소에서는 지역의 교육청과 협조하여 각 학교에 사용할 금연교육과정을 개발하여 보급하거나 교사를 위한 교육을 실시한다.

다) 중 · 고등학교(청소년)

비흡연 학생과 흡연학생을 분리하여 프로그램이 이루어져야 한다. 비흡연 학생에게는 마네킹실험, 비디오를 활용하여 담배의 유독성에 대해서 교육하고, 흡연학생에게는 금연교육, 금연캠프, 금연동아리 운영 등의 프로그램을 활용한다. 청소년 흡연의 권유자가 친구로 또래의 영향이 크게 작용한다는 것을 고려할 때, 금연에서도 또래의 영향은 중요하다. 금연교육 후 금연동아리를 결성하여 회원들끼리 상호 금연의 결심과 의지가 흔들리지 않도록 용기와 격려를 주는 자조그룹을 결성한다. 금연캠프에서는 단순히 금연에 대한 교육만 실시하는 것이 아니라 흡연하게 된 동기와 앞으로의 금연의지 등을 중심으로 하여 스스로 자기를 진단하고, 아울러 앞으로의 자신의 모습을 생각하게 하는 시간과 또한 레크레이션 등을 실시하여 그들을 이해하고 금연할 수 있도록 격려하는 것에 중점을 두어야 한다.

라) 성인

흡연예방보다는 흡연자(특히 질환자)에게 금연교육하는 것을 주된 목적으로 한다. 이를 위해서 보건소 이용자를 대상으로 정기적인 금연교실을 운영하거나 지역 내 사업장과 연계하여 금연교육을 실시한다. 지역사회에서의 금연교육을 위해서 각종 집회 및 집단교육 등을 활용하여 실시한다. 민방위훈련, 농촌지도소의 영농교육, 이장 회의, 종교단체의 모임 등을 적극적으로 활용하는 것이 필요하다. 여성 흡연자를 고려하여 별도의 여성 금연교실을 운영하는 것이 필요하다.

마) 노인

흡연 노인들에게 금연교육보다는 흡연횟수를 줄이거나 공복상태에서 흡연하지 않도록 하는 것이 바람직하다. 그러나 현실적으로 노인대상의 금연사업은 실시하기가 대단히 어렵다. 따라서 간접흡연의 피해에 대한 교육을 실시하여 사랑하는 가족(손자. 손녀)들을 위하여 가정에서 흡연하지 않도록 유도한다. 노인대상의 금연교육은 노인의 금연유도 보다는 담배가 해롭다는 것을 충분히 인식시켜, 자식이나, 청소년의 흡연예방에 참여할 수 있도록 하는 것이 사업의 목표가 되어야 한다.

(4) 세부 추진방법

가) 금연홍보 자료 배포

대상자별 특성에 따른 금연교육 내용을 개발하고 보건소의 금연지원 활동홍보와 이용안내 등을 포함한다. 금연 관련 포스터를 다량 제작하여 관공서, 학교, 일반건물 등에 게시하여 금연분위기를 조성한다. 사람의 왕래가 많은 시청, 동사무소, 은행, 우체국, 철도역, 고속버스 터미널, 백화점, 버스 정류장 등에 금연을 중요성을 알리는 포스터 및 자료를 비치한다. 특히, 화장실 등 흡연이 많이 이루어지는 장소에 금연홍보 스티커를 붙인다.

나) 지역 언론매체에 금연 관련자료 제공

지역사회 금연사업에서 이용할 수 있는 매스컴은 지역사회의 유선 TV 방송망, 지역신문, 시 회보, 반상회보, 기타기관 및 단체의 정기발간물 등이다. 이들 지역 언론매체와 협조체계를 마련하고 정기적으로 금연정보를 제공하여 보도 할 수 있도록 한다. 지역사회의 유선방송망, 지역신문, 시 회보 등의 매스컴을 이용하기 위해서는 시(군)청 공보관실 의 담당자 등과 교육·홍보내용 및 추진계획에 대한 사전협의를 통하여 사업추진에 대한 협조를 받는다.

다) 학교 흡연예방 교육

학교 자체적으로 예방활동이 이루어지도록 하고 보건소는 필요한 지원을 하도록 한다. 따라서 각 학교별로 흡연예방 교육이 실시될 수 있도록 교육자료(비디오 테이프, 홍보물 등)를 제공한다. 학교 게시판에 흡연과 건강에 관한 홍보물을 게시해 등?하교 때에 학생들이 볼 수 있도록 한다. 각종 흡연예방 행사(캠페인, 글짓기, 포스터 그리기, 웅변 등)에 학생들의 참여를 유도하여, 스스로 담배가 나쁘다는 것을 느낄 수 있도록 한다.

라) 흡연예방 교육인력 양성

학교의 생활부장, 보건교사 등을 중심으로 집단 금연교육 방법, 개별 금연상담 방법 등을 중심으로 4시간의 기초교육을 실시하고, 교육수료증을 수여한다. 보건소는 이들 인력을 활용하여 각종 흡연예방 홍보활동 및 교육을 실시한다, 흡연예방 교육 기본 메뉴얼을 제공하여 교육시 이용하도록 한다.

마) 금연도우미 교육

금연실천을 가족이나 직장 동료가 도움을 주고, 금연실천이 가능하도록 지속적으로 도움을 준다. 금연도우미는 심리적 지지뿐만 아니라 금단증상을 극복할 수 있도록 사탕, 쥬스 등을 제공하기도 하고, 함께 운동하면서 흡연욕구를 억제하는데 도움을 준다. 금연도우미 대상자는 보건소의 금연교실에 참석한 대상자의 가족, 사업장에서 금연서약서를 작성한 가족 또는 직장 동료, 가족의 금연실천을 유도하고자 하는 주부, 자녀의 흡연을 염려하는 학부모 등이다. 금연실천 대상자가 금연실천에 도움을 받기를 원하여 교육수강을 추천한 사람을 우선적으로 선정한다.

바) 금연클리닉 활성화

저소득층 주민, 흡연자 건강검진 대상자, 사업장 근로자, 보건소 이용자, 기타 금연서약서를 작성한 주민을 대상으로 금연할 의지가 있는 사람들이 구체적으로 금연을 실천할 수 있도록 도움을 주기 위하여 금연패치, 금연 껌, 금연침 등을 무료로 제공한다. 보건소에서 금연보조제 지원을 희망하는 기관 및 단체, 개인을 접수하고, 대상자를 상대로 개별 금연상담 후 금연보조제를 무료로 제공한다. 전화로 금연실천자에 대해서 2-3회 추후관리를 실시한다.

4) 민간 활용 방법

(1) 민간위탁 절차

용어 정의

가) 위탁

각종 법률에 규정된 행정기관의 사무 중 일부를 다른 행정기관의 장에게 맡겨 그의 권한과 책임 하에 행사하도록 하는 것을 말한다.

나) 민간위탁

각종 법률에 규정된 행정기과의 사무 중 일부를 지방자치단체가 아닌 법인, 단체 또는 그 기관이나 개인에게 맡겨 그의 명의와 책임 하에 행사하도록 하는 것을 말한다.

다) 민간단체

단체의 명칭 용어는 일반적으로 시민단체, 사회단체, 시민사회단체, 비영리단체, 비영리민간단체, NGO 등을 말한다.

라) 아웃소싱(outsourcing)

하청, 외부용역을 의미한다.

민간 위탁

• 행정권한의 위임 및 위탁에 관한 규정에 의한다.

> ※ 민간위탁사업 : 민간위탁 사업을 선정하는 경우에는 지방자치법령 및 지방계약법령을 적용하여 추진하여야 한다.
> ※ 예산사용 : 지방재정법령을 적용하여 추진하여야 한다.

• 민간위탁 사업 추진체계 및 절차는 아래와 같다.

단계	주체	내용
사업준비 및 시행계획 확정	시 · 군 · 구	• 특정장소에서 사전설명〈시 · 군 · 구〉 • 지역 유관기관 사전설명회〈보건소〉
⬇		
사업공고, 안내 및 참여기관 모집	2주 이상 / 시 · 군 · 구	• 건강증진사업 민간위탁 일괄공고〈시 · 군 · 구〉 • 유관기관 공문 발송 및 안내〈보건소〉
⬇		

단계	주체	내용
사업자 선정	시 · 군 · 구	• 심사위원회구성 의결을 거쳐 수탁 사업자 선정
위탁약정서 체결	보건소 및 수탁사업자	• 보건소와 수탁기관 간 위탁약정서 체결
경비 신청	보건소 및 수탁사업자	• 사업운영에 필요한 경비신청 〈수탁 사업자〉 • 지급 〈보건소〉
사업운영	수탁사업자	• 건강증진사업 진행
사업현황 보고 및 경비지급	수탁사업자 및 보건소	• 운영실적 보고 및 경비신청 〈수탁 사업자〉 • 경비지급 〈보건소〉
사업평가	보건소	• 사업예산 정산서 및 증빙서류 〈수탁사업자〉

• 사업비 정산 : 사업비 사용의 적정성 등 회계검증에 중점을 두고 하며, 사업비 집행 지침 위반여부와 이자발생액 등을 파악한다.

민간단체 활용

• 비영리민간단체지원법에 따른다.

• 비영리민간단체가 공익사업을 추진하기 위하여 사업비를 교부받고자 할 때에 사업의 목적과 내용, 소요경비, 기타 필요한 사항을 기재한 사업계획서를 시도 또는 보건소에 제출하도록 한다.

• 행정절차 및 사업비 정산방법은 민간위탁절차와 동일하다.
• 민간단체를 활용한 사업의 경우, 보조금의 예산 및 관리에 관한 법률을 준용하도록 한다.

※ 민간보조사업 예외사항 : 보조금의 예산 및 관리에 관한 법률 제4조 1항에 의거한다.

(2) 비영리민간단체지원법 안내

제1조 (목적) 이 법은 비영리민간단체의 자발적인 활동을 보장하고 건전한 민간단체로의 성장을 지원함으로써 비영리민간단체의 공익활동증진과 민주사회발전에 기여함을 목적으로 한다.

제2조 (정의) 이 법에 있어서 "비영리민간단체"라 함은 영리가 아닌 공익활동을 수행하는 것을 주된 목적으로 하는 민간단체로서 다음 각 호의 요건을 갖춘 단체를 말한다.

1. 사업의 직접 수혜자가 불특정 다수일 것
2. 구성원 상호간에 이익분배를 하지 아니할 것
3. 사실상 특정정당 또는 선출직 후보를 지지 · 지원할 것을 주된 목적으로 하거나, 특정 종교의 교리전파를 주된 목적으로 설립 · 운영되지 아니할 것
4. 상시 구성원수가 100인 이상일 것
5. 최근 1년 이상 공익활동실적이 있을 것
6. 법인이 아닌 단체일 경우에는 대표자 또는 관리인이 있을 것

제3조 (기본방향) 국가 또는 지방자치단체는 비영리민간단체의 고유한 활동영역을 존중하여야 하며 창의성과 전문성을 발휘하여 공익활동에 참여할 수 있도록 적극 노력하여야 한다.

제4조 (등록) ① 이 법이 정한 지원을 받고자 하는 비영리민간단체는 그의 주된 공익활동을 주관하는 장관(이하 "주무장관"이라 한다), 특별시장 · 광역시장 또는 도지사(이하 "시 · 도지사"라 한다)에게 등록을 신청하여야 하며, 등록신청을 받은 주무장관 또는 시 · 도지사는 그 등록을 수리하여야 한다.

② 주무장관 또는 시 · 도지사는 비영리민간단체가 제1항의 규정에 의하여 등록된 경우에는 관보 또는 공보에 이를 게재함과 동시에 행정자치부장관에게 통지하여야 한다. 등록을 변경한 경우에도 또한 같다.

제5조 (비영리민간단체에 대한 지원 등) ① 비영리민간단체의 활동은 자율성이 보장되어야 한다.

② 행정자치부장관 또는 시 · 도지사는 공익활동에 참여하는 비영리민간단체에 대하여 필요한 행정지원 및 이 법이 정하는 재정지원을 할 수 있다.

제6조 (보조금의 지원) ① 행정자치부장관 또는 시 · 도지사는 제4조제1항의 규정에 의하여 등록된 비영리민간단체(이하 "등록 비영리민간단체"라 한다)에 대하여 다른 법률에 의하여 보조금을 교부하는 사업외의 사업으로서 공익활동을 추진하기 위한 사업(이하 "공익사업"이라 한다)에 대하여 소요경비를 지원할 수 있다.

② 제1항의 규정에 의하여 지원하는 소요경비의 범위는 사업비를 원

칙으로 한다.

③ 제1항의 규정에 의하여 지원하는 보조금에 관하여는 이 법에서 달리 정한 경우를 제외하고는 보조금의예산및관리에관한법률을 준용한다.

제7조 (지원사업의 선정등) ① 행정자치부장관 또는 시 · 도지사는 매년 등록 비영리민간단체가 참여할 수 있는 공익사업의 지원에 관한 사회적 수요를 파악하여 대통령령이 정하는 기준에 따라 제6조의 규정에 의하여 지원할 수 있는 공익사업의 유형을 결정한다.

② 행정자치부장관 또는 시 · 도지사는 제1항의 사업유형내에서 공익사업선정위원회가 결정하는 바에 따라 개별적인 지원사업 및 지원금액을 정한다. 이 경우 개별적인 지원사업의 선정은 공개경쟁방식을 원칙으로 한다.

③ 제2항의 규정에 의한 공익사업선정위원회는 국회의장 또는 당해 시 · 도의회의장이 추천한 3인과 등록된 비영리민간단체에서 추천한 관계전문가들로 구성한다.

④ 행정자치부장관은 매년 제1항 및 제2항에 규정된 사항을 포함한 구체적 선정기준을 마련하여 제8조의 규정에 의한 사업계획 제출기한 2월 전에 공고하거나 등록 비영리민간단체에게 통지하여야 한다.

⑤ 제2항의 규정에 의한 공익사업선정위원회의 위원자격, 구성 및 운영에 관하여 필요한 사항은 대통령령으로 정한다.

제8조 (사업계획서 제출) 등록 비영리민간단체가 공익사업을 추진하기 위하여 보조금을 교부받고자 할 때에는 사업의 목적과 내용, 소요경비, 기타 필요한 사항을 기재한 사업계획서를 당해 회계연도 3월 말까지 행정자치부장관 또는 시 · 도지사에게 제출하여야 한다.

제9조 (사업보고서 제출) 등록 비영리민간단체가 제8조의 규정에 의한 사업계획서에 의하여 사업을 완료한 때에는 다음 회계연도 1월 말까지 사업보고서를 작성하여 행정자치부장관 또는 시 · 도지사에게 제출하여야 한다.

제10조 (조세감면) 등록 비영리민간단체에 대하여는 조세특례제한법 및 기타 조세에 관한 법령이 정하는 바에 의하여 조세를 감면할 수 있다.

제11조 (우편요금의 지원) 등록 비영리민간단체의 공익활동에 필요한 우편물에 대하여는 우편요금의 일부를 감액할 수 있으며, 그 내용과 범위에 관한 사항은 대통령령으로 정한다.

제12조 (보조금의 환수등) ① 행정자치부장관 또는 시 · 도지사는 사업계획서에 허위의 사실을 기재하거나 기타 부정한 방법으로 보조금을 교부받은 비영리민간단체에 대하여는 그가 받은 보조금을 환수한다. 교부받은 보조금을 사업계획서에 기재한 용도가 아닌 다른 용도에 사용한 때에도 또한 같다.

② 행정자치부장관 또는 시 · 도지사는 제1항의 규정에 의하여 환수를 하는 경우에 보조금을 반환할 비영리민간단체가 기한내에 이를 반환하지 아니한 때에는 국세체납처분 또는 지방세체납처분의 예에 의하여 이를 징수한다.

제13조 (벌칙) ① 사업계획서에 허위의 사실을 기재하거나 기타 부정한 방법으로 보조금을 교부받은 자는 3년 이하의 징역 또는 1천만원 이하의 벌금에 처한다.

② 교부받은 보조금을 사업계획서에 기재한 용도가 아닌 다른 용

도로 사용한 자는 1년 이하의 징역 또는 5백만원 이하의 벌금에 처한다.

附則 〈제6118호,2000.1.12〉

이 법은 공포후 3월이 경과한 날부터 시행한다.

4

중장기 건강증진사업 운영 계획

현재 보건소의 대부분 사업은 1년 단위로 반복 운영되고 있는데, 다른 보건사업과 마찬가지로 건강증진사업도 동일한 사업내용이 매년 반복되고 있다. 그러다 보니 이벤트성 사업의 경우 주민 참여도가 낮아지고 동일한 대상자에게 반복된 보건교육이 실시되는 문제점을 경험하게 된다. 질병관리 사업의 경우 대상자의 질병증상을 파악해서 서비스를 제공하게 되는데 만성질병의 경우 질병 특성상 제공되는 서비스 내용은 항상 비슷한 수준에서 이루어지게 된다. 그런데 건강증진사업은 대상자 스스로 건강관리 할 수 있도록 하고 이 과정에서 보건소는 필요한 지원을 하는 것이다. 따라서 장기 사업계획을 마련하여 단계별로 사업을 운영해야 당초의 목적을 달성할 수 있다. 단계별 접근 전략은 보건소 전체 건강증진사업에도 고려되어야 하고 개별 사업에도 고려되어야 한다. 각 보건소별로 5-10년의 중장기 건강증진사업 운영계획이 마련되어야 효과적으로 사업을 운영할 수 있다. 사업운영 단계별로 추진해야 할 내용을 간략히 제시하면 다음과 같다.

1) 기반 구축기(사업시작 1년)

첫째, 사업 준비기간으로 사업운영 체계 마련, 지역사회 인력 발굴, 시설 · 장비확보, 교육 홍보자료개발 보급 등을 통해서 사업기반을 구축한다.

둘째, 지역사회의 여러 조직 대표가 참여하는 『사업운영위원회』를 구성하여 정기적으로 운영함으로써 지역사회의 자발적인 참여와 협력을 유도하는 것이 필요하다. 위원회는 지방의회, 언론기관, 교육청, 각급 학교, 사업장, 건강보험 단체, 시민단체, 기타 주민대표 등으로 구성한다.

셋째, 지역사회의 지도자급 인사 즉, 읍 · 면 · 동장, 학교장, 의 · 약사, 이 · 통 · 반장, 마을 부녀회장, 청년지도회장 등 지역사회 건강증진 사업에 핵심적으로 참여할 대상자 중심으로 교육과 회의 개최 등 홍보활동에 역점을 둔다.

넷째, 일반 지역주민 대상의 직접적인 홍보교육 활동보다는 주로 지역사회의 매스컴이나 인쇄매체를 이용하여 건강증진사업 내용 등에 대한 홍보활동을 실시한다.

2) 확대기(사업시작 2년 이후)

첫째, 건강증진사업을 본격적으로 추진하는 시기로 사업대상을 특정인 중심에서 일반 주민을 포함하는 지역사회 전체로 확대하고 사업내용도 홍보활동 중심에서 구체적인 실천서비스가 된다.

둘째, 담당자는 보건소가 담당해야 할 사업내용과 지원해야 할 사업내용, 주민 중심으로 추진해야 할 내용을 구분하여 각 사업이 차질 없이 진행될 수 있도록 한다.

셋째, 지역사회의 유관기관 및 단체의 적극적인 사업 참여를 유도하고 건강생활실천 분위기 조성에 노력한다.

3) 성숙기(사업시작 3년 이후)

첫째, 그 동안의 사업성과를 파악하여 문제점을 개선하고 향후 사업을 지속화할 수 있는 자립 기반을 구축하는 시기이다.

둘째, 보건소 중심의 운영에서 주민 및 지역단체 중심으로 사업이 운영되는 기반이 구축되고 보건소에서는 필요한 지원을 담당한다.

5

건강증진사업 수행체계 모형

1) 대도시 보건소 : 건강증진센터형

대도시 지역에서 건강증진사업을 효과적으로 추진하기 위해서는 지역 주민들에게 실제적인 서비스를 제공할 수 있는 별도의 조직이 필요하다. 보건소에 건강증진센터를 설치하여 전문적인 건강증진 서비스를 제공하는 것이 바람직하다.

(1) 기본방향

건강증진센터의 사업은 외견상 건강하고 특별한 질병에 대한 증상이 없는 대상을 중심으로 연령과 성별 등의 특성을 고려한다. 각 시기의 위험요인을 결정, 건강위험도를 평가하고 초기 무증상기에 질병을 발견하여 예방 및 치료 또는 의뢰, 행위교정을 통하여 질병을 예방하고 건강을 증진시키는 건강관리 사업이다. 사업운영의 기본방향은 다음과 같다.

첫째, 건강생활실천 유도를 위한 행동교정 상담서비스를 제공한다.

만성질환의 1차 예방과 2차 예방을 위해서 질병예방과 건강증진 서비스는 매우 중요하다. 일차의료에서 행할 수 있는 행동교정 교육과 관련된 상담 서비스의 내용은 금연교육?상담, 영양교육 · 상담 · 운동교육 · 상담, 스트레스 경감교육 · 상담 등이 있다.

둘째, 생애주기별로 건강문제를 접근한다. 생애주기별로 다양한 건강문제가 발생하며, 이러한 문제를 해결하기 위해서는 신체 · 건강상의 특성을 고려하여 건강관리 서비스가 제공되어야 한다.

2) 주요 업무

건강증진센터의 업무에는 상담서비스가 중심을 이루고 검진, 예방접종 등의 업무는 기존 보건사업이나 민간 의료기관과 연계한다. 연령별 주요 사업의 특성을 개괄적으로 요약하면 영유아기에는 적절한 발육 및 발달상황을 모니터링하고, 학령기에는 건강생활습관 확립을 위한 교육과 상담을 강화하며, 청 · 장년기 이후부터는 일정 간격으로 만성질환의 조기발견을 위한 건강검진이 강화된다. 물론 개별로 파악된 위험요인여부에 따라 임상검사 내용 및 상담서비스 내용은 적절히 변형되어야 한다.

3) 건강증진센터 운영체계

건강증진센터의 원활한 운영을 위하여 지역사회 내의 여러 단체와 연계하여 활동을 진행한다. 초기 대상자 확보를 위해서 건강보험공단의 정기 건강검진자료를 활용하고, 건강문제가 상담서비스만으로 해결될 수 없는 경우에는 의료기관에 의뢰하도록 한다. 구체적인 운영 연계체계는 아래 그림과 같다.

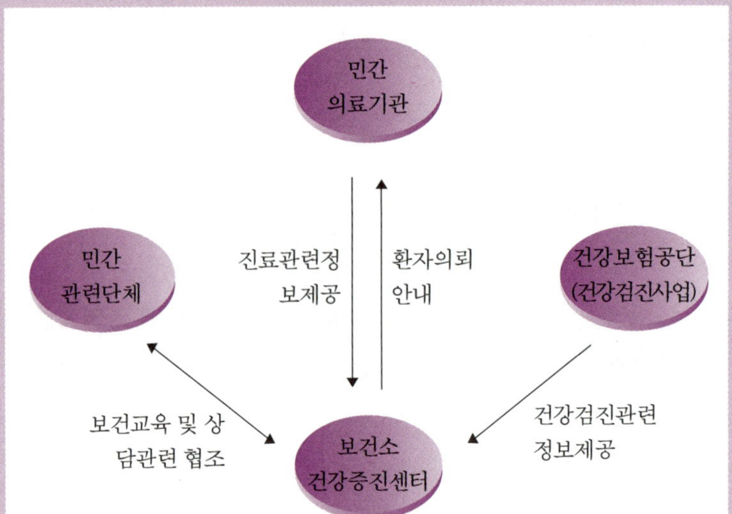

그림 6 대도시 보건소 건강증진센터의 연계 체계

* 자료: 이주열 외(2005)

4) 중소도시 보건소 : 지역사회 자원 활용형

중소도시 지역에서 건강증진사업을 효과적으로 추진하기 위해서는 지역사회 자원을 최대한 활용하는 것이 필요하다. 보건지소 및 진료소의 경우 담당지역이 넓고 업무가 과중하여 대부분의 경우 특정한 역할을 기대하기 어려운 실정이다. 따라서 지역사회 자원을 최대한 활용하는 전략이 필요하다.

첫째, 지역사회의 여러 조직 대표가 참여하는『사업운영위원회』를 구성하여 정기적으로 운영하고 지역사회의 자발적인 참여와 협력을 유도한다. 위원회는 지방의회, 언론기관, 교육청, 각급 학교, 사업장, 건강보험 단체, 시민단체, 기타 주민대표 등으로 구성한다.

둘째, 지역사회의 지도자급 인사 즉, 읍 · 면 · 동장, 학교장, 의 · 약사, 이 · 통 · 반장, 마을 부녀회장, 청년지도회장 등 지역사회 건강증진사업에 핵심적으로 참여할 대상자 중심으로 교육과 회의 개최 등 홍보활동에 역점을 둔다.

셋째, 지역사회 건강증진사업에서 이용할 수 있는 매스컴은 지역사회의 유선 TV 방송망, 지역신문, 시 회보, 반상회보, 기타기관 및 단체의 정기발간물 등이다. 이들 지역 언론매체와 협조체계를 마련하고 정기적으로 건강정보를 제공하여 보도 할 수 있도록 한다. 지역사회의 유선방송망, 지역신문, 시 회보 등의 매스컴을 이용하기 위해서는 시청 공보관실 의 담당자 등과 교육 · 홍보내용 및 추진계획에 대한 사전협의를 통하여 사업추진에 대한 협조를 받는다.

넷째, 보건교육 활동은 민방위훈련, 농촌지도소의 영농교육, 이장 회의, 종교단체의 모임 등을 적극적으로 활용한다.

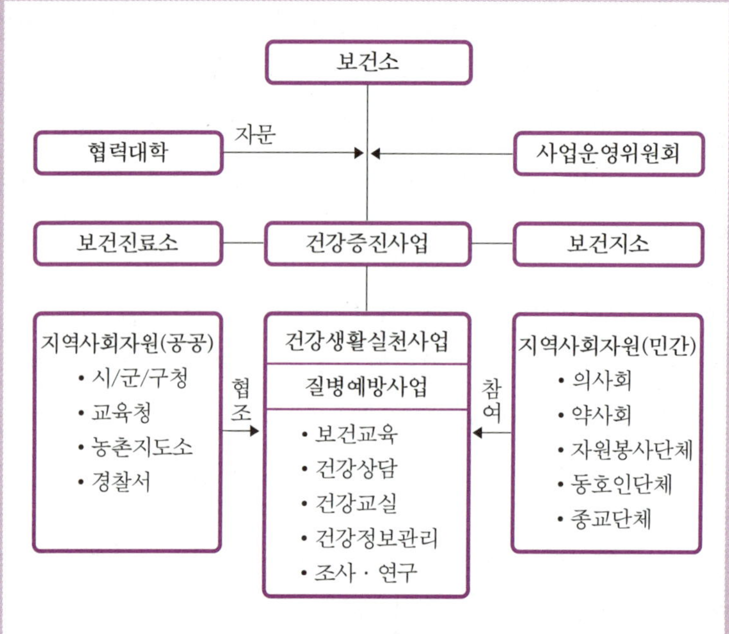

그림 7 중소도시 보건소 건강증진사업 운영 체계

* 자료: 이주열 외(2005)

3) 농어촌 보건소 : 보건지소 및 진료소 중심형

농어촌 지역에서 건강증진사업을 효과적으로 추진하기 위해서는 보건지소 및 보건진료소의 적극적 참여가 필요하다. 활용할 수 있는 지역사회 자원이 제한되어 있을 뿐만 아니라 보건소의 건강증진팀도 인력이 부족하므로 보건지소 및 진료소 요원의 참여가 중요하다. 건강증진

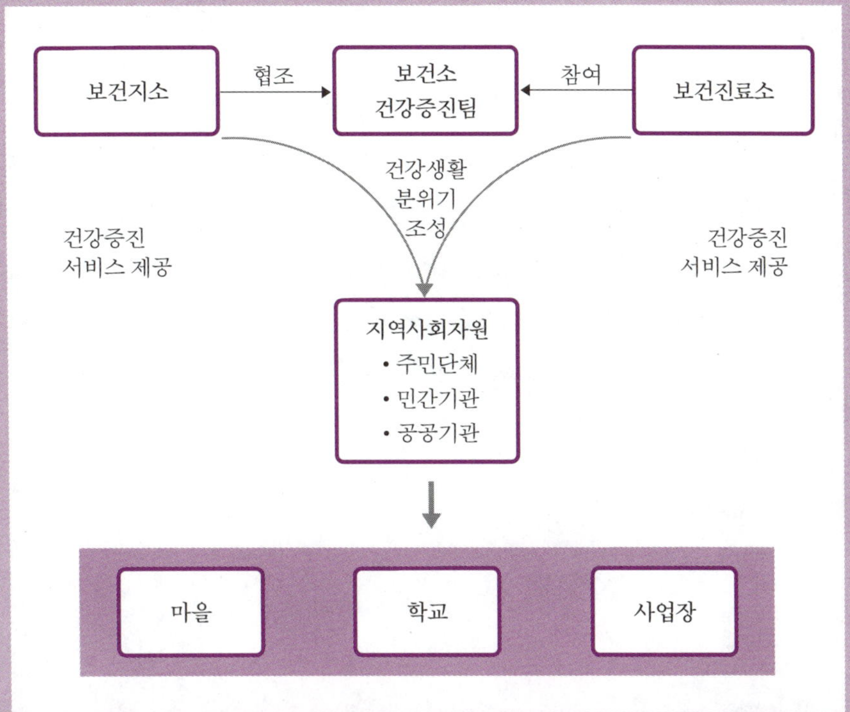

그림 8 농어촌 보건소 건강증진사업 운영 체계

＊자료: 이주열 외(2005)

사업은 지소 및 진료소가 소재한 마을별로 접근하는 것이 가장 효과적이다.

첫째, 보건요원이 가정방문을 통하여 가정주부나 기타 가구원을 대상으로 가족의 건강에 관한 문제점을 파악하고 이를 개선하기 위한 상담 · 지도한다. 상담 · 지도의 내용은 가족의 건강상 문제점을 중심으로 그 원인과 예방관리방법을 소개하고 보건소 내방을 통하여 건강검진 및 처방관리 서비스를 받도록 권장 · 지도한다. 가족의 건강문제가 생활양식 및 건강습관 등 건강행동과 관련된 것일 경우 그리고 가족 중

건강생활실천상의 문제가 있을 경우 이의 개선에 초점을 둔 계몽교육 실시한다.

둘째, 반상회와 어머니회 및 기타 지역주민들의 모임을 이용하여 주민들의 주요 건강문제에 대한 토의와 건강생활실천내용을 중심으로 한 개인 및 가정에서의 건강관리방법에 관한 좌담회를 개최한다. 반상회 및 어머니회 모임을 이용한 좌담회 개최는 사전 활동계획 수립을 통하여 보건소, 보건지소, 보건진료소 등 보건요원들이 직접 참석하여 교육을 실시하도록 하며, 교육실시에 필요한 교육 · 홍보자료를 배부한다.

6

사업평가

1) 평가의 개념

미국공중보건협회는 "평가란 이미 설정된 목표를 달성하는데 있어서 성공치나 양을 측정하는 과정"이라고 정의하였다. 그러면서 최소한 목적의 설정, 목적달성을 측정하는 기준의 설정, 성공도의 결정과 설명, 사업의 개선방안의 제시 등이 포함되어야 한다고 하였다. 사업은 특정한 목표 집단에 대해 구체적인 변화나 결과를 발생시키려는 일련의 계획된 활동이다. 그런 만큼 사업은 계획된 활동이 과연 의도한 목적이나 목표를 성취할 것인가, 성취하고 있는가, 성취했는가를 확인하기 위해 시행의 모든 과정에 걸쳐 평가를 필요로 한다. 일반적으로 평가는 넓은 의미에서 어떤 대상에 대해 그것의 장점, 가치, 중요성을 체계적으로 사정하는(assess) 것이다. 사정은 자료를 수집하고 선별하며, 또 여기서 나온 정보와 이를 바탕으로 한 추론의 타당성을 판단하는 작업을 핵심적으로 포함하고 있다. 따라서 보다 구체적으로 평가는 어떤 대상에 관한 유용한 피드백을 제공하기 위해 정보를 체계적으로 수집하고 사정하는 것이라고 정의될 수 있다. 이러한 개념에 근거해서 사업평가는 사업의 활동, 특성, 결과에 관한 정보를 체계적으로 수집해서 사업의 효과성을 사정하고 미래의 발전에 관한 결정을 이해 당사자들에게 알리는 것이다.

2) 평가의 목적

사업을 평가하는 기본적인 목적은 사업의 효과와 영향을 사정하고, 사업을 향상시키며, 사업의 이해 당사자들에 유용한 피드백을 제공하려는 것이다. 이는 구체적으로 다음과 같은 다섯 가지 특징을 지닌다.

첫째, 사업이 목적지향적인 활동인 만큼 평가는 사업의 효과, 가치, 유용성을 보여 주어야 한다. 사업이 원래 의도한 변화를 일으켰는지, 계획된 방향으로 진행되는지, 예산이 적절하게 사용되는지, 비용에 따른 효과가 어느 정도인지 등을 점검하기 위해 평가를 한다.

둘째, 평가를 통해 사업의 장단점을 파악하고 사업의 개선방향이나 새로운 대안을 모색할 수 있다. 아울러 사업의 유용성에 대한 정보를 갖고 사업의 향후 진행 방향과 여부를 판단할 수 있다.

셋째, 평가는 이해당사자와 재원을 조달한 단체의 요구를 충족시키기 위해 필요하다. 특히 재원을 담당한 기관은 사업의 목적이 달성되었는지, 사업의 예산이 적절하게 사용되었는지, 사업의 향후 계획(계속 진행할지, 그대로 할지, 확장 또는 축소할지, 중단할지)을 결정하기 위해 평가를 원한다.

넷째, 평가는 사업에 관한 정보를 보급하는 것을 목적으로 한다. 평가를 통해 산출된 자료와 검증된 결과가 대외적으로 공표될 경우 사업에 대한 일반인의 인식이 제고되고 서비스의 확대를 촉진할 수 있다. 평가 자료의 공개는 다른 기관이 별다른 비용을 들이지 않고도 같은 사업을 모방할 수 있도록 도와주고 또한 향후 유사한 사업을 만들기 위한 기초자료를 제공해준다.

3) 평가의 내용

사업평가는 실용적이고 실행 가능해야 하며 자원, 시간, 정치적 맥락의 한계 내에서 시행되어야 한다. 여기에 부합되기 위해 사업평가는 '어떻게' 및 '왜' 와 관련된 아래의 평가 내용들을 측정하도록 진행되어야 한다.

- **이행**(implementation): 개입이 계획된 대로 수행되는가, 목표 집단에 영향을 미쳤는가, 그렇지 않다면 왜 그런가?
- **효과성**(effectiveness): 사업이 목적과 목표 혹은 의도한 결과를 성취하고 있는가?, 그렇지 않다면 왜 그런가?
- **효율성**(efficiency): 사업이 자원들(예산, 시간 등)을 적합하게 사용하면서 진행되고 있는가? 그렇지 않다면 왜 그런가?
- **인과적 속성**(causal attribution): 목적과 목표에 대한 진전이 사업에 의한 것인가, 동시에 진행되고 있는 다른 것들에 의한 것이 아닌가, 사업에 의한 것이 아니라면 왜 그런가?

- **비용-효과 분석**(cost-effectiveness analysis): 단일한 목적이나 목표를 충족시키는 비용을 결정하고 이것을 충족시키는 최소비용의 대안을 찾는 데 사용될 수 있다.
- **비용-이익 분석**(cost-benefit analysis): 사업(개입, 활동 등)에 연관된 모든 비용과 이익을 화폐단위로 밝힌다.

4) 성과평가의 이해

(1) 성과목표

성과목표는 임무 · 전략목표와 구체적인 사업 활동을 연결하는 중간목표이므로 전략목표와 성과목표간 또는 성과목표와 사업 간의 연계성이 확보될 수 있도록 하며 가급적 결과 지향적으로 설정해야 한다. 성과지표는 성과목표의 달성도를 정확히 측정할 수 있도록 가능한 객관적 · 정량적으로 설정하되, 객관적 · 정량적 설정이 어려운 경우는 최대한 이를 담보할 수 있는 형태로 설정해야 한다.

(2) 성과목표 설정 방법

가. 결과지향적인 목표설정

전략목표와의 연계성을 고려하여 설정하며 정책 등의 최종적인 효과를 직접 파악 할 수 있는 수준으로 설정한다. 특히, 측정가능성 및 달성

가능성만을 강조하여 결과에 부합하지 않는 부적절한 목표를 설정하지 않도록 해야 한다.

나. 명확하고 구체적인 목표설정

성과목표의 달성여부를 성과지표를 통해 측정할 수 있을 정도로 구체적이어야 한다. 전략목표 및 성과목표가 불명확할 경우 이에 근거한 성과지표 또한 모호해 지므로 성과목표 설정단계부터 구체성 확보에 노력한다.

다. 전략목표와 성과목표의 연계성 확보

장기적인 목표 달성을 위해 단기적(연간)인 성과가 어느 정도인지를 판단할 수 있도록 전략목표와 성과목표 간의 연계성을 강화한다.

(3) 성과지표 설정 원칙

가. 정량적 · 결과 중심적 지표설정

성과지표는 객관적 측정이 가능하고 지속적인 평가를 통한 성과수준의 변화를 파악하는데 용이하도록 '정량지표' 위주로 설정한다. 포괄적 업무의 경우 오히려 실제 목표와는 거리가 먼 '회의 빈도', '참가자 수'와 같은 지엽적인 지표를 설정하는 '정량화의 오류'를 범하지 않도록 유의한다. 가급적 성과목표의 궁극적인 효과를 측정할 수 있는 결과지표위주로 설정한다. 결과지표 설정이 어려운 경우 과정지표와 산출지표를 병행하여 사용한다.

표 2 정량적 측정여부에 따른 분류

구분	정량지표 (계량지표)	정성지표 (비계량지표)
정 의	구체화된 양적 수치로 측정 가능	양적 수치로 측정 불가능
특 성	평가자의 주관이 개입될 수 없음 반복측정 시 동일한 결과	평가자의 주관 개입
사 례	– 흡연율 – 비만율 – 운동실천율	– 참여자 만족도 – 내용 이해정도 – 시스템 구축정도

표 3 지표내용에 따른 분류

구분	개 념	특 성
투입지표	예산 · 인력 등 투입물의 양을 나타내는 지표	예산집행과 사업 진행과정상의 문제점을 발견하는데 도움
과정지표	사업 진행과정에서 나타나는 산출물의 양을 나타내는 지표	사업 진도 등 사업추진 정도를 중간 점검하는데 도움
산출지표	사업완료 후 나타나는 1차적 산출물을 나타내는 지표	투입에 비례하여 설정한 목표를 달성하였는가를 평가하는데 도움
결과지표	1차적 산출물을 통해 나타나는 궁극적인 사업의 효과, 정책이 미치는 영향력을 나타내는 지표	사업이 의도한 최종목표의 달성정도에 따른 영향과 효과를 측정하는데 도움

나. 정책대표성 및 목표치 수준의 적정성 확보

성과지표는 해당 성과목표의 핵심적인 내용이 포함될 수 있도록 하여야 하며, 지표개발 용이성만을 고려하여 지엽적인 내용으로 설정되지 않도록 한다. 달성 용이성만을 고려하여 목표치를 하향 설정하지 않도록 하며, 성과지표별 목표치는 과거 사업성과, 변화 추이 등을 고려하여 도전적으로 설정한다.

다. 성과지표의 객관성 확보

성과지표의 측정방법 및 근거 등은 공식적인 자료를 활용하며 그 근거를 명확히 제시한다.

참고문헌

박종연, 강임옥 외, 가입자지원사업 평가모형 구축방안, pp23-62, 국민건강보험공단, 2006.

윤병준, 이원재, 이주열, 건강증진론, 한국방송통신대학교출판부, 2008.

이정환, 이주열 외, 성병검진사업 효과분석 및 평가, pp24-39, 질병관리본부/청주대학교, 2007.

이주열 외, 지역단위 건강증진사업 추진체계 구축, 건강증진사업지원단/남서울대학교, 2005.

이주열, 보건소 건강증진사업의 과거와 미래, 보건교육건강증진학회지 24(1), pp135-148, 2007.

이주열 외, 지역사회 건강증진사업 운영 지침서, 한국보건사회연구원, 2001.

이주열 외, 건강증진사업담당자 교육훈련 교재, 한국보건사회연구원, 1999.

이평수 외, 21세기 국민건강증진을 위한 보건소 업무개선 및 사업평가방안 개발, 한국보건산업진흥원, 1999.

황인경, 문옥륜 외, 보건소 건강생활실천사업 내용의 표준화 및 평가지표 개발, 건강증진사업지원단/부산대학교, 2004.

건강증진거점보건소기술지원평가단; 보건소 건강증진 프로그램 안내서, 2001.

건강증진거점보건소기술지원평가단; 보건소 건강증진사업 운영방안, 2001.

보건복지부, 건강증진사업안내서, 2005.

서울대학교 의과대학 의료관리학 교실. 경기도 건강증진 플랜개발, 1997.

정부업무평가위원회, 2007년도 정부업무 성과관리 전략계획 및 시행계획 수립 지침, 2006.

지역보건연구회 역. 2004. 『건강증진, 보건교육, 질병예방 프로그램 평가』(Evaluation of Health Promotion, Health Education, and Disease Prevention Program). 계축문화사.

Babbie, Earl R. 2007. *The Practice of Social Research*. Belmont, CA: Thomson.

CDC. 2007. *Practical Use of Program Evaluation among Sexually Transmitted Disease (STD) Programs*. Centers for Disease Control and Prevention.

Sanders, J. 1994. The Program Evaluation Standards. Thousand Oaks, CA: Sage.

건강증진 이야기

제 3 부 사업운영 배우기

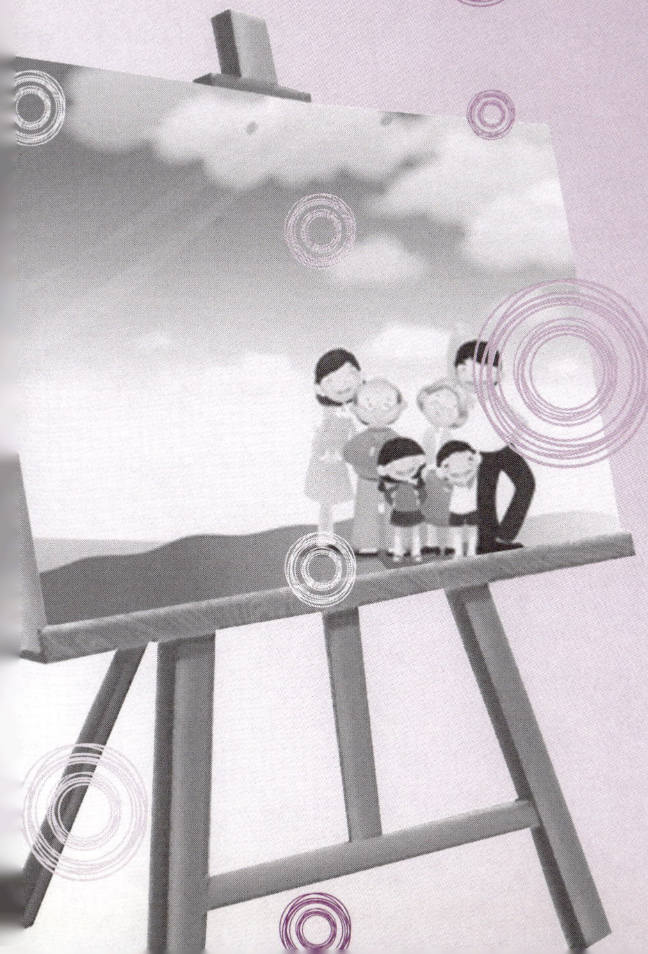

1

건강증진 사업계획 순서

1) 사업여건 알기

(1) 관련 자료 찾기

계획서를 작성할 때 무엇부터 어떻게 해야 할지 몰라 순서 없이 일을 진행하다 보면 시간과 노력만 낭비하는 경우가 생긴다. 사업계획서를 작성할 때 가장 먼저 해야 할 일은 자료수집이다. 자료를 수집할 때도 필요한 목록을 미리 작성함으로써 시간과 노력을 절약할 수 있다. 먼저 사업계획서의 목적을 정확히 파악하고 그에 따라 필요한 자료 및 활용 내용을 목록으로 정리한다. 운동영역 사업계획서를 작성할 경우, 사업대상 선정, 운영 등에 대한 방안을 찾거나 추진을 해야 되는 이유를 객관적으로 설명할 수 있는 근거를 찾는 단계가 된다. 필요한 부분에 초점을 맞추어 자료를 검색하고 그것에 대한 목록을 미리 정리하면 된다.

그런데, 사업영역과 사업대상자를 결정을 하지 않은 경우와 이미 결정한 경우의 자료수집 방향은 약간 다르다. 운동영역의 노인 또는 성인 등 사업대상이 구체적으로 결정된 사업을 운영해야 되는 경우는 운동사업을 보건소가 추진해야 되는 이유, 결정된 사업대상자에게 해야 되는 이유를 객관적으로 설명할 수 있는 자료를 수집하고 정리하면 된다.

만약 사업영역과 대상 등이 결정되지 않은 경우는, 건강증진사업 전체 영역 중에 순위선정과 사업대상 순위선정을 위한 각종 지역사회 인구현황과 건강문제 현황 등을 보다 포괄적이면서 가장 문제가 되는 영역이나 사업대상을 선정, 운영방법의 모색을 하기 위한 사회 전반적인 분석이 필요하므로 광범위한 자료수집이 먼저 이루어져야 한다.

일반적인 자료와 수집방법, 그리고 활용 방법은 다음과 같다.

가) 통계자료 활용하기

하나 지역 내 통계자료(통계연보)

인구학적, 경제적, 자연적 특성 등에 대한 자료는 지역 통계자료를 활용한다. 통계연보는 보통 지자체 조직 구성에 따라 약간씩 다르기도 하지만 보통은 시 · 군 · 구청의 기획실에서 주관하며, 기초 자료는 각 부서별 사업관련 자료를 수집하여 편집 발간하게 된다. 출판되면 보통은 각 조직 내 팀으로 배부되는데 팀원들의 관리소홀로 없어지는 경우도 많다. 사무실 내에서 찾을 수 없을 경우 발간 담당 부서에 문의하여 다시 배부 받아 활용한다.

예를 들어, 노인을 위한 건강증진사업을 기획하고자 한다면, 노인연령층의 분포는 전체 인구의 어느 정도일까? 이들과 관련된 의료시설과 보건 복지 시설(보건서비스, 복지서비스, 이용현황)등을 파악하여 건강문제는 생활과 관련된 문제 등을 파악하고 이들에게 어떤 내용의 프로그램을 어디서 운영하고 이들의 어떤 문제점을 얼마만큼 해결할 지에 대한 내용을 통계적인 측면에서 발견할 수 있다. 이때 활용 가능한 자원(경로당, 노인대학, 마을회관, 노인회 등)을 파악 할 수 있다.

둘 시 · 군 · 구정백서

지자체 내의 사업현황에 대한 통계로 보통은 과거 3년간의 사업추진 실적을 포함한다. 일반적으로 추진하고 있는 사업내용과 추진 상에 있었던 문제점 까지도 지역상황에 의하여 분석된 자료를 간략하게 정리하고 사업별 통계자료도 함께 정리 기록한 자료로 조직 내 부서별 추진사업에 대한 정보를 얻는데 유용하며 연관부서 활용에도 유용하다.

셋 지역현황

일반적인 지역현황으로 보통은 시 · 군 · 구정 홍보를 위한 홍보책자 또는 홈페이지 등에서 쉽게 찾을 수 있으며 예리한 통찰력과 분석력이 있다면 단체장 또는 지자체의 정책방향을 파악할 수 있다. 즉, 홍보 및 안내 방향이 지역 내 경제적인 동향을 부각한다면 경제 활성화를 위한 시 · 군 · 구정으로 이때는 건강증진사업도 경제적인 필요성을 부각 추진해야 한다.

나) 관련부서 자료 확보하기

관련부서는 건강증진사업을 추진하는데 있어서 연관되는 조직 내부의 부서를 지칭하는 것으로 어느 부서에서 어느 자료를 확보할 수 있는지에 대한 리스트를 작성 한다. 조직도와 홈페이지를 활용하여 연관부서에 대해서 필요한 자료를 정리한다.

유관부서 리스트작성을 위한 사업 연관성 확인은 업무 담당자에게 직접적으로 전화 문의 한다. 전화문의 시 유의점은 내가 알고자하는 내용을 정확하게 정리하고 요점만 간단하고 명확하게 문의하고 자세한 내용은 직접적인 방문을 통해서 얻어야 한다. 예를 들어 건강증진 지역사회 분위기 및 환경 조성을 위한 공원 내에 어떤 시설물을 설치하고자 하는 기획 할 경우 아래 사항으로 진행 한다.

첫째 조직도에서 관리 취급부서(도시과, 산림녹지과 등 지자체별로 명칭은 다를 수있고 대부분 공원관리팀과 등산로일 경우에는 산림관련부서이다 물론 도로는 도로를관리 하는 부서임)를 확인하고 담당자와 업무내용을 확인한다.

둘째 추진하고자 하는 내용을 정리하여 통화 가능한지에 대한(업무적으로 바쁜 경우 추진에 악영향을 끼친다)여부를 확인 후 간단하게 문의하고 방문 상의한다는 의지를 명확하게 설명한다. 업무관련 담당직원과의 미팅을 만드는 방법은 사업담당자의 성향에따라 다양하다. 보통은 미팅약속을 할 때 파악이 가능하다.

담당자의 성향에 따라 사무실에서 사무적인 내용의 업무협의만을 원하거나, 식사나차를 마시면서 편한 분위기에서의 협의나 사업에 대한 내용을 설명듣기를 원 하는 경우도 있다.

어떤 미팅 장소이던지 자료는 문서화(추진코자 하는 또는 협조 받고자 하는 구체적인내용 즉, 간단한 사업개요와 협조내용)하여 준비해가고 설명 후에 문서화된 자료를담당자에게 살펴봐 줄 것을 부탁하고 돌아와야 한다. 미팅 후에도 미팅에 대한 기억이 희미해지기 전에 전화나 메일을 통해서 기억을 다시 상기토록 계속적인 접촉관리가 필요하다. 예를 들면 설명했던 문의 또는 부탁 건에 대한 생각이나 협조 가능성 여부에 대한 문의를 조심스럽게 확인 할 필요가 있다.

다) 지역주민 건강행태 조사하기

지역주민 건강행태조사 결과는 앞에서 설명한 각종 통계적인 자료에서는 얻을 수가 없다. 보건소의 지역보건사업추진을 위하여 조사된 것을 활용한다. 만약 전임자가 지역주민 건강행태에 관한 조사를 하지 않았다면 지역주민의 건강행태를 파악하기 어렵다. 이런 경우는 부득이 비슷한 지역의 동계자료나 시도의 건강조사결과를 활용하여 추정한다.

건강행태조사는 크게 두 종류로 분류하여 정리할 수 있다. 사업담당인력 자체조사와 전문조사기관에 의한 조사로 분류할 수 있다.

사업담당인력 자체조사

자체조사는 소규모로 필요내용(시간, 인력, 조사자수, 설문 문항 등)에 따라 조사 하고자 하는 핵심 내용중심으로 사업담당인력이 직접 수행하는 방법이다. 사업추진 진행순서는 다음과 같다.

하나 사용하고자 하는 목적을 명확히 한다.

프로그램 운영 평가를 위한 것인지, 사업운영 방법을 모색하기 위한 의견청취인지, 전반적인 지역민들의 행태를 파악하기 위함인지에 따라 다르게 준비 하여야 하기 때문이다.

둘 알고자 하는 내용 리스트를 작성한다.

프로그램 운영평가를 위한 간단한 설문일 경우는 운영목적이나 목표를 달성했는지 여부를 알아볼 수 있는 질문으로 구성하여야 한다. 즉 운영목적이 여가시간을 활용하여 운동을 실천토록 하기위하여 프로그램 참여주민의 지속 참여율 향상을 목표로 하는 프로그램이라면 운동프로그램 운영 이전의 여가활동과 프로그램 이후의 여가활동에 대한 비교와 주민의 참여에 대한 조사가 이루어져야 만이 효과에 대한 평가가 가능하기 때문이다.

먼저 질문"안"을 작성하고 질문 옆에 알고자 하는 내용을 직접적으로 나열한다면 여가시간에 무엇을 하며 소일했는지, 프로그램에 참여를 어떻게(지속적으로 또는 중단했는지 등) 하였는지에 대한 모니터링을 할 수 있는 질문 즉, 얼마나 참여했는지, 프로그램참여 후에 여가활용은 어떻게 변화되었는지 등을 조사하고자 하는 내용을 정리해본다면 질문이 적합한지 아닌지 등을 더욱 명확히 할 수 있는 방법이 된다.

셋 가용 인력, 예산 등에 대해서 파악한다.

조사를 하는데 소용되는 인력과 예산 등은 미리 편성이 되었는지 없다면 어떻게 진행할 것인지에 대한 내용을 담당자 스스로 정리한다. 예를 들면, 피조사자 집단은 어느 정도 누구인지, 조사자는 누가 되며 몇 명인지, 시간을 어느 정도 할애할지에 대한 구체적인 내용을 정리하고 인력에 대한 인건비가 필요한지 아님 인건비 없이 활용이 가능한 인력인지 등에 대한 내용을 말한다.

넷 조사설계(조사내용에 따른 설문내용 정리)는 인력과 시간을 고려하여 한다.

앞서 정리된 목록을 보다 객관성 있도록 정리하고 언제까지 할 것인지 어떻게 진행할지에 대한 구체적인 계획이 담당자가 할 수 있는 간단한 조사 설계에 해당된다.

다섯 사업추진일정을 만든다.

조사는 언제 어떻게 누가 무슨 방법으로 등 일반적인 조사연구 방법과 동일하게 일정을정리한다. 조사에 대한 모든 기반이 조성되었다면 구체적으로 추진할 수 있도록 세부 내용을정리하여 추진일정을 계획한다.

여섯 기초 자료를 활용해서 설문지를 만든다.

설문지 "안" 을 작성하는 방법은 앞서 정리된 내용을 정리 문서로 만들어보며, 타 사업에 활용되었던 설문지나 다른 보건소에서 비슷한 사업에 활용되었던 설문지 또는 건강증진사업 지원단 등 사업관련 단체의 홈페이지 자료실 등 이미 활용되었던, 또는 인증되어 권장되는 설문지를 벤치마킹하여 작성하는 방법도 권장할 만하다.

일곱 조사를 실시한다.

이제까지 준비되어온 모든 기반으로 순서 데로 일을 진행하면 된다. 우선 설문지 인쇄, 조사자 조사에 관한 교육, 설문지 내용에 대한 정확한 이해와 질문하는 방법 등에 대한 교육을 말함. 조사자에 대한 교육이 끝나면 조사 실시로 정확하게 계획되었던 피조사자 집단을 조사하면 된다.

여덟 통계처리를 실시한다.

설문지 코딩을 한다. 코팅을 할 경우에 엑셀이 간단하고 다른 프로그램과 호환되어 활용하기 편하다. 또는 통계프로그램(SPSS, SAS)에 직접 입력하면 된다. 특히 코딩은 정확하게 하여 입력누락이나 오류가 없도록 조심한다.

아홉 결과를 분석한다.

결과 분석은 이미 당초 조사 설계 과정부터 계획된 내용으로 원하는 자료를 확인하여 분석한다. 프로그램 운영전의 결과 값과 운영후의 결과 값에 대한 비교를 한다든지, 사업 운영 계획과정에 예상치 못했던 부분에 대한 발견내용을 분석한다. 사례로 비만 프로그램 참여자들에 대한 프로그램 참여 효과에 사전 · 사후평가를 하는 조사를 했다면 사전에 조사된 체중관리 의식과 신체측정 값에 대한 변화를 분석하고, 참여자들의 참여태도에 대한 분석도 함께 할 수 있다. 가령 참여율이 높은 집단들의 변화 값과 참여율이 낮은 집단들의 변화 값을 비교 한다든지 하는 방법 등을 말할 수 있다. 전문적인 기술에 대해서는 관련 전문가에게 자문을 받는다.

전문기관에 조사의뢰

하나 사용하는 목적과 필요성에 대한 명확한 배경 설명이 필요하다.

전문기관에 조사를 의뢰하여 추진하고자 한다면 가장먼저 예산에 대한 책정이 필요하면 조사 범위에 대한 명확한 한계를 예산편성 단계에서 이미 계획하여 미리 준비하여야 한다. 예산 편성을 위해서 사전에 이루어져야 하는 것은 조사연구에 대한 위탁 계획을 객관적으로 명확히 하기 위한 방법으로 계획서를 사전에 작성하여 부서의 협조결재를 포함 결재를 미리 획득하는 것이 유리하다.

둘 전문기관에 위탁하면서 얻고자 하는 모든 자료 목록을 정리 한다.

전문기관에 위탁 추진하고자 하는 조사연구의 경우는 보다 신뢰도가 높고 조사하여야 하는 내용이 꼭 연구에 의해서 이루어져야 하는 경우가 많기 때문에 건강증진사업을 추진하면서 필요한 지역사회 주민의 건강문제나 이에 대한 주민의 태도, 성향 등 등 담당자가 추진하기에 곤란한 부분을 미리 정리하여 요구토록 한다.

셋 연구용역은 예산에 맞추어서 설계해야 한다.

예산 편성단계에서 이루어져야 할 과제로 편성 예산 내에서 위탁기관의 협조 하에 이루어지는 것으로 담당자는 자신이 얻고자 하는 자료에 대한 명확한 이해와 한계의 기준을 정하여 추진하는 것이 좋다.

넷 연구용역기관을 선정한다.

연구 용역기관(교수)선정은 사업내용을 잘 이해하고 있는 자문교수 또는 협력대학에 위탁하는 것이 용이하다. 연구 용역 위탁자가 건강증진사업에 대한 이해가 전혀 없다면, 결과에 대한 해석과 분석된 자료를 토대로 한 건강증진사업 추진방향 설정이나, 기 추진한 건강증진사업에 결과에 대한 평가 등의 전혀 다른 해석을 초래할 수 있기 때문에 상호 정확한 의사소통 이후에 이루어져야 하며, 건강증진사업에 대한 폭넓은 이해가 있는 연구자가 보다 많은 도움을 줄 수 있다.

다섯 연구용역을 계약한다.

지자체별로 조례나 규정에 의해 계약에 관한 절차나 서류는 약간씩 상이하다. 회계부서와 협의(협의 시 건강증진사업 담당자는 얻고자 하는 수확물과 용역을 하여야 하는 명확한 근거를 제시 납득시킬 수 있어야 한다)하여 추진하면 된다.

연구계획구상 연구용역을 위한 계약을 추진하기 위한 과정으로는 용역에 대한 명백한 필요성과 활용내용을 계획에 포함 전문 연구기관에 위탁하여 언제 어떤 내용으로 어떻게 하겠다는 보통의 세부계획서와 마찬가지로 작성 행정적인 결재라인을 통하여 결재하며 용역의 규모가 큰 경우에는 오프라인 결재가 필요하다.

연구용역 계약 결정 결재가 완료되면 가장 먼저 결정할 것은 용역위탁기관에 대한 선정으로 담당자 단독으로 진행할 수 없으며 용역의 규모가 큰 경우에는 입찰에 의한 용역으로 할지 수의계약으로 할 것 인지에 대한 결정도 필요하다. 연구용역의 경우는 연구의 성향에 따라 입찰을 할 경우 그 목적을 달성하기가 어려운 경우에는 수의계약도 가능하다. 수의 계약으로 수행할 것 인지에 대한 결정이 되었다 하더라도 보건소 내부적으로 확보된 자원 즉 협력대학에 위탁 할 것 인지 공모를 통한 새로운 기관을 발굴하여 용역토록 할 것인지 등을 결정 할 필요가 있으며 협의로서 이루어져야 한다. 위탁에 대한 협의 시 사업담당 팀은 연구하고자 하는 연구주제, 용역위탁은 어느 종류의 기관에 어느 전문 분야의 인력에 무엇을 연구토록 위탁할 것인지 등을 연구하겠다는 의지에 대한 명확한 설명이 필요하다.

보건소 내부적으로 소장님과 회계 팀 직원들에 대한 이해와 협조를 구두로 먼저 협의와 용인이 먼저 선행되어야 만이 일을 진행하는 과정에서 진행이 편하게 이루어진다.

내부적인 결정이 완료되었다면 위탁자에게 연구용역에 대한 위탁을 허락 할 용의가 있는지에 대한 사전 의사 확보도 필요하다.

연구용역결재와 계약 다음단계는 연구용역의 위탁자와 수탁자 모두의 협상이 이루어졌다면 문서상의 연구용역 위탁에 대한 내부결재 단계로 계획서를 포함한 연구용역 위탁자를 누구에게 하겠다는 모든 내용을 포함하여 행정적인 결재라인의 협조와 결재를 획득한다.

결재완료 후 처리할 문서로 연구용역을 수탁기관에 연구를 위탁하겠다는 내용의 문서를 발송하고 연구기관에게 연구용역에 대한 연구 세부계획서 제출을 요구한다.

연구기관의 세부계획서가 도착하면 검토하여 계획서의 내용이 연구용역에 대한 기획과 일치 타당하다면 현재까지 진행된 모든 서류를 포함 계약을 체결한다. 계약 채결에 필요한 구비서류는 지자체 연산집행 자치법규에 의한 모든 서류를 준비하여 계약을 체결한다.

연구기관의 구비서류들로는 연구계획서 계약서(연구기관) 연구용역비 지출 내역서, 세금 납부확인서, 사업자 등록증 사본 등을 제출하고 계약서 2부를 준비하여 상호 날인으로 계약이 완료되면 연구용역 계획 일정에 따라 추진하면 된다. 연구용역이 이루어지는 동안에도 필요하다면 중간 과정 모니터링이 필요하다.

여섯 결과물(보고서)을 적극 활용한다.

조사결과 분석에 의한 지역사회 건강행태 문제 도출과 지역민의 특성에 따른 사업방향 제시를 근거로 하여 프로그램 개발과 운영을 기획한다.

전문기관에 위탁 조사 연구한 결과물의 경우는 전문가에 의한 데이터 분석을 통한 객관적인 시각으로 해당 지역사회에 대한 건강문제나 지역주민의 건강행태를 볼 수 있는 좋은 기회 이며, 전문가의 시각이나 데이터 분석에 의한 방향제시나 추진 전략 방안을 활용할 수 있다.

또한 각종 건강증진사업 계획 및 프로그램 개발에 추진 배경이 되는 중요한 기초 자료로 활용하여야 한다. 관련 자료는 장기 성과목표관리의 기초가 되며 이후 자체조사의 기준으로 활용된다.

《 연구용역 순서 》

건강증진사업 평가계획에 내용 포함 ⇒ 사업비 계상 ⇒ 계획일정에 의한 세부추진계획 수립 결재 ⇒ 용역기관 확보를 위한 조사 및 협의 ⇒ 용역기관 선정 결재 ⇒ 용역 기관에 계획서 제출 요구 ⇒ 제출서 접수 ⇒ 용역 계약 체결 ⇒ 용역지시 ⇒ 용역 결과물 수령 ⇒용역 비 청수 접수 ⇒ 용역비 지급

(2) 중앙 및 비교자료 확보방법 및 활용하기

가) 복지부 자료

복지부 자료는 인터넷 홈페이지와 복지부 홈페이지에 링크되어 있는 유관기관 홈페이지 자료실을 활용 각종 전국 통계자료와 타 지역 사업

운영 사례, 사업운영과 관련된 교육 자료 및 교육 세미나 정보까지 건강증진사업과 관련한 모든 참고자료를 접할 수 있고 가장 빠른 시간 안에 손쉽게 활용할 수 있는 좋은 방법이다.

또한 전임자의 교육과 세미나 참석에 따른 각종 사례집 교육자료 등 책자로서도 언제나 쉽게 볼 수 있는 자료들이 건강증진팀 사무실이라면 책꽂이에 가득할 것이다.(매년 사업안내, 지침 등 직접적인 가이드라인이 지시된다.) 독단적인 자료 수집 전에 내용을 본다면 건강증진사업의 흐름을 빨리 파악할 수 있어 시간 절약하기에 좋은 방법이다.

나) 시 · 도청 자료

건강증진사업은 시 · 도청 단위의 사업지원단에서 수집 분석한 사업운영과 밀접한 자료(건강행태조사)가 있으며, 시 · 도청 자료는 특히 인근지역 사업운영 여건이 비슷한 인근지역의 자료로 사업운영실적, 사례라서 보다 직접적인 참고자료가 될 수 있다. 중앙자료와 중복되는 자료가 많은 부분 있으나 해당지역만의 특성이 있는 내용도 있기 때문에 꼭 챙겨봐야 할 부분이다.

다) 인근지역 자료

인근지역자료도 역시 해당지역의 건강행태조사 등을 부득이 못할 경우 비슷한 여건 즉 공업도시라면 인근 공업도시, 농업지역이면 인근 농업지역 등의 조사결과를 활용 할 수 있으며 프로그램 역시 비슷한 생활 여건의 지역민이라면 활용도 가능하다. 하지만 꼭 살펴봐야 할 부분은 가장 작은 마을 단위인 리 또는 통 · 반만 달라도 주민들의 성향이 판이하기 때문에 주민들의 성향을 고려한 적용이 중요하다.

특히 마을단위의 사업일 경우에는 그 마을의 여론을 이끌 수 있는 실질적인 주민 대표의 반응에 따라 사업운영 방법이 달라질 수 있기 때문에 적용 전에 의견을 파악 하는 것도 사업을 효과적으로 추진할 수 있는 좋은 자료 중의 하나이다.

2) 수집자료 분석

(1) 자료 정리하기

하나 연령별 인구 구성 분석

예로 영 · 유아기, 학령기, 청소년기, 성인, 노인 등의 활동영역, 지역사회 시설 등과활용, 건강문제 등 사업운영과 연관된 현황은 모두 정리하는 것이 편리하다.

둘 경제활동 영역 및 지리적 여건 분석

지역경제의 주를 이루는 것이 무엇인지 어느 영역에 지역주민이 어떤 분포를 가지고 있는지를 분석한다. 예로 농촌의 경우 사업운영을 농한기에 중점을 두고 하여야 하며, 사업장이 주를 이룬다면 사업장 프로그램에 유효하다.

또한 지역주민의 경제수준은 건강증진사업 방향 설정에 지대한 영향을 미친다. 보통 경제적 수준이 낮은 경우에 자율적인 건강증진 활동이 약하며, 반면 높은 경우는 자율적인 관리가 왕성하다 따라서, 건강형평성을 고려하는 등의 사업방향 설정에 고려되어야 하는 부분이다. 또한 지리적인 여건으로 유동인구가 많거나 없거나 등의 부분도 함께 고려하여야 만이 프로그램 운영 방법에 대한 방향제시가 된다.

셋 보건관련 현황

지역 내 보건 · 의료기관 현황과 이용현황은 지역주민의 건강문제와 직결되며 신뢰도가 높은 자료로 지역 내 건강보험공단 자료가 이미 공유되고 있거나 이용이 용이하여 협조문서나 협조 요청 전화로도 공유가 가능하다. 지역 내에서 통계되지 않는 자료는 국민건강보험공단 중앙으로도 정식절차(행정적인 협조요청 절차)에 의해 이용이 가능하다.

(2) 자료 비교하기(비교표 만들기)

하나 지역 자체현황 비교

전년 및 과거 몇 년간의 자료정리로 지역의 변화를 비교하여 지역주민의 건강수준을 질병에 대한 유 병률, 병원이용률, 의료비지출 등의 변화로 추정한다. 또한 건강행태변화율 등의 변화추이로 사업의방향설정이나 프로그램 개발에 활용할 수 있으며 그간의 사업에 대한 평가를 할 수 있다.

둘 인근지역과의 비교

인근지역 자료와 비교하여 지역의 특성을 도출하고 그에 맞는 사업 및 프로그램을 개발하는데 활용하여 사업운영의 효과를 배가 시킬 수 있다.

셋 중앙자료와의 비교

전국자료와 비교하여 건강 및 기타 일반현황 수준과 건강행태수준을 비교하여 목표를 설정할 수 있으며, 중점대상과 영역을 결정하는데 활용할 수 있다. 예로 전국과 비교하여 유난히 높거나 낮은 건강행태수준과 건강문제를 사업운영 방향설정이나 프로그램 개발에 기초(우선순위 선정, 예산 및 인력 편성 등)가 되도록 한다.

(3) 비교자료 분석(진단)

하나 지역 내 건강행태 문제 도출

지역 내의 과거와의 자료 비교는 사업내용과 추진실적 그리고 그 성과 평가 등에 대한 과거 자료를 살펴보고 담당자의 견지와 통계의 의미로 나누어 정리한다. 인근, 중앙의 자료와 비교하여 해당지역의 어느 부분이 취약한지 강한지에 대한 분석으로 지역 내의 문제점을 도출할 수 있다. 정확하게 건강증진사업에 국한된 내용에 제한하지 말고 전체적인 문제점을 정리하면 지역 전체 보건에 관한 문제점을 도출 할 수도 있는 좋은 기회가 된다.

둘 해결방안 도출

해결방안 모색의 경우는 물론 문제점 도출도 담당자 혼자서만 진행해온 일은 아니겠지만 특히 다양한 주위사람들과의 의견청취가 필요한 부분이다. 그간의 추진해왔던 건강증진사업 자료로도 확인이 되고 해결방안 모색도 가능하겠지만, 새로운 시작이라면 수행자의 입장이 아닌 프로그램 참여자의 입장에서 생각도 해야 한다.

셋 우선순위 결정

우선순위 결정은 문제대상의 크기와 문제의 심각성 등 교과적인 순서에 의해서 사업담당자 운영위원, 자문위원, 주민들과의 의견교환에 의한 순위선정과 담당자 입장에서의 추진가능성을 고려한 순위선정,

아울러 그간의 진행해왔던 건강증진사업에 선정한 순위 등을 고려 운영과 관련된 인력 모두의 의견을 통합 선정 추진하는 것이 운영과정에 도움이 된다.

3) 사업운영 여건 진단 분석

(1) 보건소 내 인력 진단

하나 활용가능 인력 리스트 작성

활용가능인력을 건강증진사업 전담인력, 전담 협력인력, 단순 협조인력, 민간자원인력 등 구분을 세분화하여 인력 별 역할 및 기능에 대한 내용을 정리 한다.

둘 참여인력 선정

활용인력 리스트를 참고 사업에 참여시킬 수 있는 인력 선정을 역할 위주로 선정 사업운영 단계 별로 연계체계를 고려하여 구분 정리 한다.

셋 참여인력 협조 구하기

선정된 인력에 대한 협조는 다양한 노력을 통하여 구하여야 한다. 예는 다음과 같다.

① 행정적인 절차로 정식명령에 의한 협조

② 행정절차와 병행하여 건강증진사업 운영에 대한 인식제고 방법으

로 교육에 의한 협조

③ 사업추진 협조를 직접적인 간담회의나 면담에 의한 설명을 개별적 접근 방식을 통한 협조

수행함에 따른 인센티브(상호 업무 협조, 적극적인 협조자에 대한 포상 등등) 협조인력에 따라 다르게 주어진다면 더욱 좋은 협조를 얻을 수 있다.

(2) 사업예산

하나 예산 확보

투입예산 확보는보통 본예산에 계정하는 것이 원활하고 안정된 사업추진이 된다. 때와 사안에따라 추경예산도 가능하지만 이는 대부분 특별한 사례나 긴급하지 않을 경우에는 보통은기대하기 어렵다. 하지만 사업비의 필요 정도가 높을 경우 추경 확보도 필요하다. 필요 전액이 아니더라도 계정이 된다면 차기 년도 본예산에 좋은 영향을 주기 때문에 확보하는 것이 유리하다. 보건사업비의 경우 타 부서보다 적은 사업비로 예산부서 담당자들에게 이해가 된다면 어렵지만은 않은 절차이다.

본예산은 통상 전년도 하반기에 작업이 이루어지며, 보조 사업비가 있을 경우 보조사업비율에 따른 자체예산과 사업계획에 따른 지자체의 부담비율의 예산을 확보하여야 한다.

둘 추가예산확보 가능성 파악

부득불 추가예산이 필요한 경우 세출예산의 경우 지자체 실정에 따라 한정되어 있으므로 본예산에 계정 되어 있지 않은 경우에는 가능성 여부

에 대한 사전 문의와 강력한 필요에 대한 설명과 함께 요구해야 한다.

셋 추가예산확보 방법

추가예산 확보도 본예산 작업과 마찬가지로 예산팀과 지자체 의회의 동의를 얻도록팀 또는 담당자 차원에서 사적 공적 자리를 마련 사전에 충분한 사업설명 기회를 갖도록 하고세출예산 정책방향에 대한 정보를 얻어 계정하며 예산심의 단계에서 삭감되는 일을 미리 방지한다. 의회의원들에 대한 사전 설득, 특히 지자체 단체장의 결재를 사전에 득하여 예산을계정하여야 하며 확보 하는데 유리하다.

《 예산 확보를 위한 활동 사례 》

- ▶ 사업운영 과정 또는 사업결과에 대한 보고를 수시로 하되 사업운영 문제점과 해결방안에 초점을 맞추어 관련부서와 단체장에게 한다. 보고는 되도록이면 객관적인 데이터 중심으로 참여자 입장으로 하는 것이 도움이 된다.
- ▶ 참여주민의 건의나 민원 제기를 활용한 예산확보 방법으로 사업운영에는 언제나주민과 함께하여 주민과의 의사소통이 원활하게 이루어지는 편이다. 따라서 많은 주민들의 의견이 있기 마련이다. 의견(민원제기)을 활용하기에 좋은 사안은 사업운영장소, 예산, 인력부족 등에 대한 주민 불편사항을 활용 단체장 또는 관련부서(예산, 인사 부서) 등의 이해를 얻기에 좋은 기회와 계기로 활용할 수 있다.
- ▶ 심의과정에서의 삭감 방지를 위한 활동으로 시 · 군 · 구 의원의 이해를 돕기 위해 사전 설명한다.

(3) 운영기자재

하나 **투입 가능 기자재 및 자원 정리**

건강증진사업 운영에 활용 가능한 모든 기자재에 대한 리스트를 작성한다. 목록정리는 품명, 수량,보유부서, 활용내용을 포함한다. 보통은 비품 및 장비대장을 보유하고 있기 때문에 특별한 별도정리 없이 활용이 가능하다.

(4) 민간자원

하나 **활용 가능한 민간인력 목록 작성**

건강증진사업에는 민간자원 활용이 중요하며 필수이다. 민간자원 또한 민간단체자원, 민간개별 인력 자원 등으로 구분 정리 한다. 목록 정리는 운영기자재 리스트 작성과 같은 방법으로 단체 또는 개인별로 협조내용, 방법 등 관련 지어 하며, 내용은 가능한 자세한 설명이 운용을 쉽게 한다.

둘 **민간자원 활용 목록 작성**

민간자원 활용은 지자체의 일반적인 여건에 따라 다르다.민간자원(개인 및 단체)이 적은 지역의 경우는 자원 활용에 상당한 어려움이 따른다. 지역사회 자원이 적은 경우에는 건강증진사업과 관련된 조직 내 연관부서와 민간단체(예: 사회복지과 노인복지, 아동복지 등, 보건소 위생, 의 · 약무, 읍 · 면사무소,이장단 협의회 등)에 대한 파악이 필요하다. 또한 건강증진사업 프로그램에 참여했던 주민을 교육해서 민간자원으로 활용한다.

셋 **민간자원 개발 방법**

건강증진사업 참여자를 지도자로의 활용은 사업 홍보요원으로 활용 가능하다. 프로그램 참여자 자율실천을 위한 지도자로의 활용은 교육 제공이 필요함으로 사업추진처음부터 계획하여 활용한다.

민간 개인인력 활용의 경우 소정의 활동비를 지급함으로써 협조 및 활동의 책임과 의무에 대한 부담을 갖게 함으로써 사업추진에 원활함을 줄 수 있다.

넷 **민간 기자재(자원) 목록 작성**

민간 기자재(마을회관, 타 부서 활용 공간, 기자재(교육, 방송 등) 활용이 필요한경우가 발생 한다. 이를 대비하여 활용가능 자원목록을 정리하고 정리방법은 각종 자원목록 작성 방법과 동일하게 필요시 활용 가능하도록 담당자와의 협조체계를 구축한다.

4) 부서장 및 보건소장 사전 협조 얻기

(1) 사업운영 "안"에 대한 사전 동의 확보

하나 **부서장 동의 확보**

건강증진사업의 경우 보통은 사업운영결과에 대한 산출물 또는 성과물을 단기에 취득할 수 없는 경우로 사전에 사업담당자의 확고한 의지와 확신으로 상급자의 이해와 공감을 얻는 것이 사업 운영의 성패를 가르는 중요한 요인이 된다.

따라서 사업담당자인 자신이 사업기획 안에 대한 확신이 필요하고, 이에 대한 공감을 얻도록 하기 위한 각계 · 각층인사(전문가, 주민대표, 민간단체, 의회, 지역 내 역량 있는 인사)를 동원 간담회와 같은 자리마련으로 사업에 대한 의견교환으로 공감을 얻을 수 있는 전략을 취하는 것도 방법이다.

예를 들면, 건강증진사업 운영위원 또는 자문회의 시 자연스럽게 사업에 대한 설명과 동의를 위한 회의 안건으로 제시 하는 방법과 건강증진사업에 대한 교육과 회의에 참여토록 하여 먼저 사업에 대하여 이해하는 기회를 제공하고 함께 고민하는 방법이다. 또한 전문가들의 자문 또는 협력대학 교수들과 함께 하는 자리를 마련 건강증진사업 추진 전반에 대한 중앙정부의 방향과 방침 등 최신 보건사업 정책 정보에 대한 얻고, 사업운영에 대한 신뢰를 얻어 결재권자의 동의를 얻도록 한다.

둘 운영팀원(동료) 동의 확보

함께 운영할 팀원의 동의 기획 초기단계에서부터 의견교환과 절충으로 이루어지기 때문에 별도의 절차나 노력은 없어도 되지만 사업운영 계획 전 과정 단계별로 서로의 의견을 확실히 하여 계획"안"에 대한 사전동의 확보가 필요하다.

5) 계획서 "안" 작성

(1) 우수 계획서 참조 또는 벤치마킹

우수계획서 또는 사업운영 사례는 각 지역별 건강증진사업 지원단 또는 중앙 건강증진사업 지원단 등을 통한 사례집이 발간되어 배부 되고 있고 홈페이지를 통한 자료들이 너무 많아 오히려 혼란을 초래할 수 있기 때문에 해당 지역과 비슷한 여건의 사업사례를 선별하여 분석하는 것이 시간 절약과 프로그램 개발에 도움이 된다.

벤치마킹 시 중요하게 지켜야 할 것은 해당지역 여건만 같다고 해서 주민이나 사업운영 인력과 조직이 같은 방법으로 움직여주지 않음을 명심하여야 한다. 따라서 기 현황 분석에서 파악된 그 지역 운영인력과 예산, 조직, 자치단체장의 성향이나 정책을 감안 새로운 프로그램 또는 사업으로 개발되어야 한다.

벤치마킹을 위한 기관방문 시에는 사전에 방문목적과 협조사항을 사전문의 후 협조공문을 발송하는 것이 현황을 파악하는데 도움이 된다. 벤치마킹을 위한 출장도 중요하고 얻은 자료를 활용하는 것도 중요한 일이지만 출장하여 얻은 결과물을 정리하는 것이 더욱 중요하다. 시간이 지남에 따라 희미해지는 기억과 견학으로 얻은 지식과 아이디어를 바쁜 일상 업무를 처리하다 보면 활용할 기회를 놓치는 경우도 발생하기 때문에 결과정리를 보관할 수 있도록 결재문서로 보관하는 것이 활용하기에 편리하다.

(2) 사업운영 계획서 “안” 작성

사업계획서 작성은 건강증진사업 사업계획서 작성 지침과 양식에 의거 작성하되, 건강증진사업 전담인력과의 충분한 사전 토의를 통하여 작성하고, 그간 준비된 자료 각종현황, 자료 분석, 조사 등을 양식에 재배치한다는 생각으로 정리를 하고, 전임자의 계획서를 참조 단위사업에 대한 평가로 지속유지와 중단, 보완 등을 결정 작성한다.

6) 자문단 및 운영위원단 사업운영 회의

(1) 계획서 “안” 자문구하기

사업계획서 “안”이 완성되면 자문교수 및 협력 교수 또는 전임자, 선배 가능한 모든 인적자원을 동원하여 문의하고 적정한지에 대한 자문을 구한다. 자문을 접촉하는 방법은 사전에 전화로 미팅목적을 간략히 설명 드리고, 편안한 시간에 약속하여 자문을 구한다. 따라서 계획서를 자문받기 위해서는 계획서 제출일 또는 결재 상한일 보다는 여유롭게 기간을 두고 미리 작성해야 한다.

(2) 수정 “안” 첨삭하기

자문 후 에 의견을 수렴 하여 첨삭하고 모든 자문 의견을 수렴 수정하게 되면 당초 담당자, 전담인력의 기획 의도와는 다른 방향으로 변질될 위험이 있기 때문에 명백하게 고집하여야 할 부분에 대해서는 수정하지 않도록 해야 한다. 예로, 사업추진 중요여건인 인력과 예산 등을 고려 능력 내에서 수정한다.

7) 계획서 완료

(1) 확정 계획서 작성

완료된 계획서는 오타나 표 등의 배열을 다시 꼼꼼하게 살펴보고 가능한 여러 명의 동료에게 사전 확인과 다시 한번의 기획"안" 확정에 대한 생각할 시간을 가져보는 것도 필요하다.

8) 결재 상신(오프라인 결재) 및 업무 협의

(1) 계획서 결재라인 결정

계획서의 결재라인은 어느 정도에서 협조를 받는 사업인가에 따라서 결정된다. 될 수 있으면 광의적인 범위에서 결정하는 것이 사업추진에 유리하다. 예로, 건강증진사업의 환경조성을 위한 사업으로 거리조성과 공원조성이 있다면 도시 관련 또는 공원 · 산림관련 부서장들의 협조 함께 받는다. 당연히 함께 받아야 하는 결재라인은 예산부서장, 총무부서장 그리고 전결사항이라 하더라도 추진내용에 따라 지자체장의 결재를 득하는 것이 바람직하다. 행사와 별도의 예산이 필요한 경우들이 해당된다.

(2) 오프라인(개별 면담) 결재

보통은 전자결재로 완료할 수 있지만 각 결재라인의 부서장과 가능하면 담당자에게 결재 면담을 통하여 간략하게 사업에 대한 정보를 제공하는 것이 사후 사업수행에 도움이 된다. 온라인이나 전화상의 협조보다는 면담이 효과가 높으며 이해의 정도가 깊다. 가능한 작은 일이라도 면담을 통한 협조가 차후 다른 사업협조에도 도움을 주는 영향을 끼친다. 대부분 사전 연고가 없더라도 업무상의 면담은 별다른 무리 없이 이루어지지만연고가 있는 부서원이 있다면 동행하는 방법도 좋은 효과를 빨리 얻을 수 있는 방법 중의 하나이다. 결재 전까지 사업계획서를 작성하는데 까지는 수많은 협의와 사전조사 후에 작성을 하고협조와 관련된 부분은 완벽하게 협의된 후에나 작성하여 수행 시에 착오가 적도록 노력해야 한다.

2

내부 행정절차상 연계

1) 시 · 군 · 구청 내부 연관부서와의 연계

(1) 관련부서 및 담당자 리스트 정리

관련부서 리스트 작성은 조직도, 직원주소록에 등재된 부서와 업무를 파악하고 관련된 업무담당자를 정리하는 것으로 전임자의 리스트를 참고하되 인사이동을 고려 필요한 시점에서 다시 정리해야 한다. 담당부서와 담당자 그리고 담당업무, 연락처 등을 참고하고 기타 담당자 또는 담당부서의 현안사항을 파악한다면 정리하는 것도 상당한 도움이 된다. 예로, 도시과의 도시계획에 대한 정보, 공원관리팀의 공원 재정비 등이다.

(2) 사업 연계 및 관계 유지방법

사업연계는 대부분 담당자나 관련 부서에 대한 아무런 정보가 없고 지인이 없기 때문에 망설여지고 어렵게 생각한다. 하지만 업무적으로

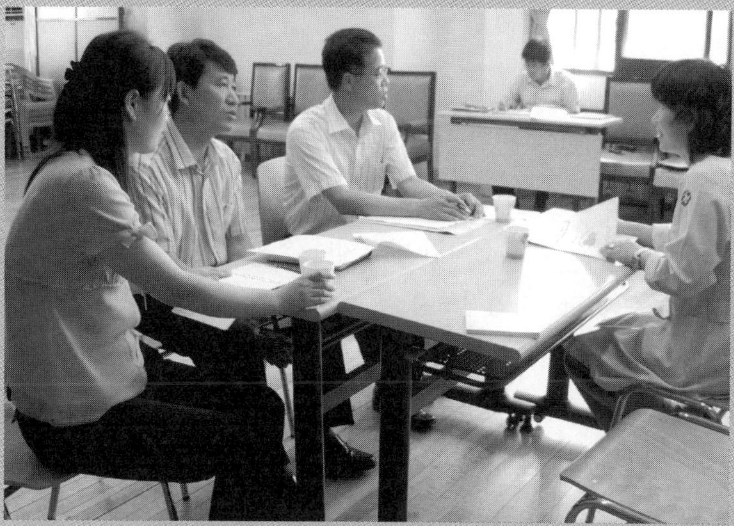

사진 1 각종 협의 회의(1)

전화하고 협조하기 위한 명확한 이유를 사전에 전화나 필요 시 면담 요청에 의한 설명이 이해가 되었다면 협조 거절이 없다. 서로의 업무 추진에 문제 발생 요인이 없다면, 담당자 개인적인 성향에 따라 적극인 지지나 협조까지도 얻어낼 수 있다. 이때 사업 담당자의 확신과 설득력이 상당한 영향을 끼친다.

업무협조 관계 유지에 좋은 방법은 사업과 관련된 담당자라도 사후에는 감사의 인사를 챙겨야 하며, 건강증진업무나 보건소 업무와 관련하여 일이 있을 때, 매우 적극적인 협조로 보건소에 대한 신뢰나 좋은 이미지 형성의 계기로도 활용 할 수 있다.

2) 결재라인 협조관리

(1) 해당 자치단체 정책방향 파악

해당자치단체의 주 역점사업 방향이나 정책 정보는 다양한 방법으로 쉽게 얻을 수 있다. 지역정보지, 홈페이지, 각종 단체장의 지시사항과 주요 시책들에 관심을 가진다면 파악할 수 있다. 이와 동일한 선상에서 건강증진사업도 추진해야만 추진도 수월하며 배제되지 않는다.

예로, 지자체의 역점사업이 민간기업 유치라면 민간기업 등 직장인을 위한 건강증진사업을 역점으로 물론 사업대상자 선정에 타당성을 고려하여 적정할 경우이다. 즉, 노인인구의 위한 각종 복지 보건서비스 향상이 보건 정책방향이라면 노인인구를 포함하는 프로그램 운영 등을 들 수 있다. 물론 건강증진사업 추진 기본방향에서 벗어나지 않는 수준에서 계획해야 함은 당연하다.

지역사회의 노인인구 급증으로 노인인구가 많은 경우에는 정책과 관련한 의사결정에 노인인구를 위한 정책을 배제하고는 동의를 얻기가 어렵다. 노인인구를 위한 정책이나 서비스사업을 추진하게 되므로 이런 정책을 활용하기 위한 방법으로 건강공원 조성이 필요하다면 노인인구에 초점을 맞추어 조성을 추진한다, 공원조성의 경우 노인인구를 위한 공원이라 하더라도 주민 누구나 이용할 수 있으며 처음 시작은 어렵지만 이미 설치되어 주민, 정책결정자들의 설득이 이루어진 이후에는 다음 과정을 추진하기는 수월하다.

(2) 사업운영 지원 동의 확보

하나 지원 및 협조동의 확보

사업운영 지원과동의 확보는 지금까지 준비해온 모든 자료와 자원을 활용 행정조직망과 민간자원 조직망 모두를 활용 협조와 지원의 필요성에 대해서 이해와 공감은 얻어 지원이나 협조를 확보해야 한다. 지원 약속 후에도 직접 사업수행 단계에서 지원을 회피하는 경우는 이해부족으로 불필요 또는 성과나 효과적이지 않은 사업으로 이해하여 직접적인 수행과정에서 회피하는 경우도 발생한다.

행정조직망에 대한 지원 동의는 사업기획단계와 자료수집 단계에서 이미 설명이 이루어져 있기 때문에 적극적이고 직접적이면서 세부적인 지원을 부탁하고 행정절차를 통한 수락을 얻어야 한다.

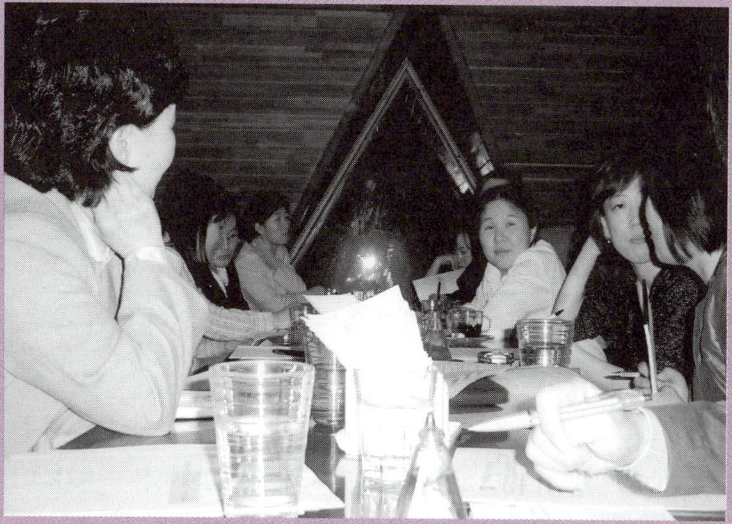

사진 2 각종 협의 회의(2)

둘 인센티브 제공

대부분의 경우 지원과 관련하여 서로에게 도움 줄 수 있는 방안 하나쯤은 모색하여 준비하여 가지고 가는 것이 협상에 도움이 된다. 타 사업 또는 부서 행사에 건강코너 운영으로 행사장을 주민들에게 서비스를 준다든지 체육공원조성 시 건강정보 패널을 공원과 어울리게 제작 설치함으로써 주민들의 공원이용을 돕도록 하는 일 따위를 예로 할 수 있다.

셋 협조 및 지원내용 협의

민간조직망에 대한 지원 동의는 사업기획 "안"이 완료되어 가시화 되었을 단계에 사업 전반에 대한 설명과 추진하고 도움을 얻고자 하는 부분을 명확하게 전화와 메일 등을 통해 지원 요청하거나 내용을 방문 또는 면담 전에 전송 또는 설명한다.

대부분의 민간조직의 경우는 행정조직보다는 가부간의 결정을 명확하게 답변 한다(행정조직의 경우는 같은 동료로서 거부를 직접적으로 표현 못하는 경우도 있기 때문이다). 부연설명을 원하거나 질문이 있을 때에는 적극적으로 방문하겠다는 의사를 전달하고 면담 중에 지원이나 협조를 통해 이득이나 취득 코자 하는 내용을 파악하고 제공해줄 수 있는지 설명하여야 하며 언제나 어떤 단계에서나 담당자의 확신과 신뢰가 미팅의 성공률을 높일 수 있다. 하지만, 협상에 성공하여 지원에 대한 약속이 있더라도 꼭 이루어지지 않는 경우도 있으며 이런 경우를 대비하여 차선책에 대한 준비가 미리 있어야 한다.

예로 프로그램 운영을 마을에서 하며 마을주민이 대상인 경우에는 마을 주민과 밀접한 관련이 있는 관할지역 행정조직(읍 · 면사무소 조직)과 민간단체(농협, 수협, 마을대표 협의회 등)에 협조 요청하여 행정조직에는 행정적인 지원을 민간단체에는 가능한 물적, 인적 지원을 공문을 통하여 요청하고 주민대표는 직접 후원을 협상하여 지원을 받을 수 있는 길을 열고 지역 전체에 분위기(타 지역의 협조 또는 지원 사항에 대한 홍보와 공개를 통한 경쟁유발)를 조성되도록 한다.

3) 의회 의원 협조 및 지원 활용

(1) 의회 의원 리스트 작성

지자체 의회 의원들의 리스트와 공개된 개인정보까지도 정리하는 것이 유리하다. 어느 의원이 어느 분야에 어느 인구 층에 관심이 있는지를 사전에 안다면 보건관련 분야 또는 어느 인구 층에 관심이 있는지에 대한 개인정보가 있다면 협조를 얻기에 용이하다. 예로, 군의원이 젊은 여성이고 특히 어린이에 대한 관심이 많다면 어린이 건강증진사업 추진과 관련하여 군 의회 의견 모으기, 예산 심의과정에서의 지원 얻기 등의 지원을 받을 수 있다.

(2) 운영위원으로 위촉 활용

군 의원중의 보건 분과 의원을 건강증진사업 운영위원으로 위촉하여 운영위원 회의 시 보건소 자체 의견뿐만 아니라 운영위원들 즉 지역 민간단체 대표들의 즉 지역주민의 여론을 자연스럽게 들려줄 수 있는 좋은 기회로 활용하고 건강증진사업에 대한 깊은 이해와 공감을 줄 수 있

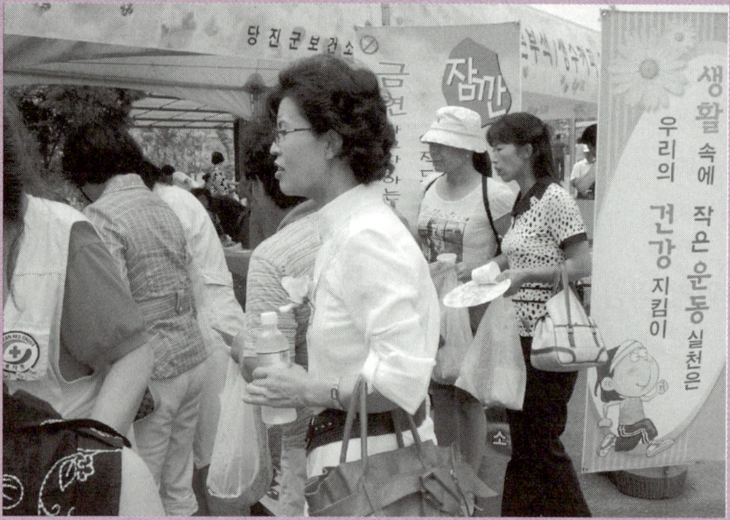
당진군보건소
잠깐
생활 속에 작은 운동 실천은
우리의 건강 지킴이

사진 3 지역축제와 함께 하는 홍보관 운영

는 좋은 방법이다. 물론 운영위원 회의 및 활동이 활발하게 잘 이루어질 때 더욱 그러하지만 운영위원 활동비까지 절약할 수 있어 일석 이조가 될 수 있다.

(3) 건강증진사업 운영 알리기

각 건강증진사업과 관련된 행사와 주민축제와 함께 이루어지는 행사에는 지역 내 유지들을 자연스럽게 만나게 되어 직접적으로 사업 알리기와 도움 요청이 가능하다. 선거법에 저촉이 되지 않는 한도에서의 행사정보 제공과 초청하기는 직접적인 협조 요청 없이 주민들의 건의로도 이루어질 수 있다. 건강증진사업 서비스를 받은 주민의 경우는 사업에 대한 매우 좋은 감정이나 의견을 의원들에게 직접적으로 전하기 때문에 주민들께 직접적으로 건강증진사업 알리기를 부탁하여도 무방하다.

4) 보건소 내 타부서와의 연계

(1) 연계활용 목록 정리

보건소 내 사업운영 관련조직 업무에 대한 내용과 일정, 담당자에 대한 목록을 세부적으로 정리하고, 어떤 민원인 또는 민간단체들과의 접촉으로 업무가 진행되는지에 대한 목록을 틈틈이 정리하여 놓는다면 보건소 기본업무의 경우는 지속적으로 이루어지기 때문에 매년 조금씩만 수정하여 계속 활용할 수 있다.

(2) 연계 방법

각 부서별 부서장과 보건소장님을 통한 지시도 필요하지만 보건소 내 연계는 동료직원으로서 개별 면담을 통하여 직접적으로 협조 구하기와 조직 내 결재라인의 협조 얻어서 문서로서 협조체계구성을 명확하게 하여 운영한다.

(3) 협조부서 직원 설득

하나 **직원 사업이해도 향상**

명확한 협조체계를 구축하기 위해서는 사전에 동료애와 사업에 대한 이해로 협조할 수 있도록 사전 이해도 향상 추진 후에 실시한다. 예로, 건강증진사업 올바른 이해 교육, 협조체계 부서별 협조내용에 대한 교육, 또는 개인 면담을 통한 이해가 선행되어야 한다.

둘 **접근전략**

공문서를 통한 행정적, 공적 접근 방법을 통한 운영 협조 요청으로는 협력(참여)인력에 건강증진사업 운영 이해 및 설득 활동의 예로 직원교육과 간담회, MT 등을 들 수 있다. 교육은 공적이면서 지식수준을 높이는 방법으로 서로의 사업을 이해하고 협조하기에 좋은 방법으로 권장하고, 간담회는 급하게 처리해야 하는 현안사항에 대한 의견을 모으고 단시간 내에 인적, 기술적 자원을 얻기 위한 것으로 권장할 만하다. MT의 경우는 협력인력 중에서 상당기간 즉 프로그램 운영인력의 적극적인 사업운영 협조와 이해가 장기간 필요 할 때 권장할 만하다.

5) 자체예산 확보하기

(1) 지자체장 특별 지시 유도

지자체장의 의지에 따른 군정운영을 위한 사업비 활용으로 지자체장의 결심(결재)을 받아 별도의 사업예산 중 보조사업의 비율 중 군비 비율을 증가하여 예산을 계상하는 방법과 하나의 단위사업 추진을 위한 사업비 전체를 군비로 충당하기 위한 사업비 계상방법이 있다. 모두 본예산 작업을 하기 전에 지자체장의 결심을 미리 받아 첨부서류로 함께 제출하는 방식을 취하면 유리하다.

(2) 예산 팀 협조 확보

예산 팀 설득은 면담을 통한 방법이 좋으며 전화는 면담 시간약속을 할 때 이용하는 것이 좋다. 특히 예산작업시기(본예산 보통은 9월~11월, 추경예산 3월 ~ 8월 등 지자체별로 차이가 많다)에는 예산 팀을 만나고 사업설명하기에 상당한 어려움이 있으므로 평소에 사업을 추진하면서 공적 · 사적 자연스럽게 건강증진사업 추진 시 예산상의 어려움을 노출한다.

직접적으로 예산을 위한 미팅은 예산관련 자료를 확보하고 명확한 명분을 설명해야 한다. 작은 예산규모로 사업의 효과는 많으며, 주민들이 원하는 사업이며, 민간에서 추진하지 못하는 사업으로 공공기관에서 꼭 예산을 투자 추진해야 될 명분을 제시 설득한다. 예산 팀 협조 얻기도 타 부서와의 업무협조와 별다른 차이가 없어 사업운영에 대한 각별한 이해가 기본 바탕이 되며 사업운영이 활성화 되면 연관부서 협조 얻기는 수월해진다.

6) 민간자원 활용

(1) 민간자원 목록 활용

사업계획 단계에서 작성한 민간자원 목록 활용은 지자체 조직 내 연관부서와 연관되어 활동하는 민간단체 및 개인목록을 활용 공문 또는 전자메일, 전화 등을 통하여 협조를 요청한다.

최근 조직 내 서원들의 업무협조 및 공유는 별다른 까다로움 없이 잘 이루어지고 있는 편이라서 협조요청에 대한 지원을 확보하는데 어려움은 예상되지 않는다. 확보된 자료를 통하여 단체 및 개임 성명, 활동내용, 활용가능 영역, 연관부서 등의 가능한 많은 정보를 활용 사업운영에 활용한다.

(2) 민간자원의 직접적인 활용

민간자원의 경우 대부분 인력활용과 주민 여론 청취, 지역주민 대표를 활용 일반주민 지도와 지역사회 분위기 조성을 위한 홍보 대사의 역할을 맡길 수 있다. 또한 사업추진을 위한 재원으로 활용도 가능하다. 예로, 민간사업체의 행사후원, 자체 건강증진프로그램 또는 직원 교육 등을 진행에 부족한 사업비에 상당한 도움을 주기도 한다.

민간자원 중 기자재로 활용할 수 있는 부분은 마을회관, 경로당, 기타 민간단체 운영 프로그램, 민간보유 기술, 기자재 등 다양하게 다양한 네트워크를 연차적으로 확보 관리 한다면 피상적으로 생각했던 것보다 활용 가능한 자원 들이 많이 존재한다.

3

사업개발

가. 사업 운영 배경

프로그램을 개발 운영하는 배경은 이미 사업기획과정에서 발굴한 지역의 건강행태문제와 그 해결방법으로 그 배경이 되므로 이 단계에서는 재차 설명하는 정도가 된다. 다만, 프로그램 운영 전략, 장소, 기간, 대상 등 결정한 세부적인 부분의 배경 설명을 하면 된다.

나. 사업목적

사업의 목적은 대부분 해당지역 건강증진사업의 최종 즉 궁극적인 목적을 기술하게 되고 때로는 지역사회 보건의료계획과 연관하여 일치하거나 건강증진 팀의 목적이 될 수도 있다.

다. 구체적 사업목표

사업의 성과 목표와 산출목표로 나누어 설정하며, 또한장기, 단기목표를 설정하며 이 모두의 목표설정은 담당자 임의보다는 담당인력 모두 또는 운영 · 자문위원과 협의가 좋지만 해당 지역의 건강증진사업을 가장 파악하고 있는 담당인력들의 의견을 모아 설정하는 것이 적절한 목표설정이 된다.

반드시 살펴야 할 부분은 그 동안(최근 몇 년)의 건강증진사업 평가결과이다. 결과 변화추이를 참고하여 도전이 될만한 목표를 설정하는 것이 사업을 발전시키는데 효과적이나, 건강증진사업의 평가결과는 수학공식처럼 매년 조금씩 증가하는 것만은 절대로 아니기 때문에 지자체에서 원하는 매년 향상되는 결과를 보여주지 못할 수 있음을 염두에 두어야 한다.

라. 사업대상

사업대상에 대한 우선순위 선정을 위한 여러 가지 이론적인 방법을 그리고 사업 운영인력, 사업여건 등을 고려 사업대상 인구 층을 먼저 결정하고 결정된 인구 층에서도 어느 집단을 대상으로 할지를 결정하여 사업대상을 선정한다. 예로 성인 층을 사업대상으로 결정하였다면, 성인 층의 경우에도 직장인에 중점을 둘지 농촌의 경우 농촌마을의 성인으로 할지 등의 세부적인 결정 한다.

마. 운영기간 및 시기

사업운영기간을 건강증진사업영역에 따라 프로그램 진행기간을 결정해야 한다. 가령 얼마 동안의 서비스제공으로 변화가 가능한지에 대한 서비스 제공 기간 결정과 언제 서비스를 제공할지 시기적인 결정이 필요하다. 예로, 성인 농촌마을주민을 대상으로 결정하였다면 농한기인 12월~4월이 적당한 시기이며, 영역별로 최소한의 서비스 제공기간을 결정하여 3개월, 6개월 등의 기간을 결정한다.

바. 사업내용 및 방법

사업내용은 건강증진사업 영역별로 사업대상자에 대한 인식수준 향상을 위해서는 교육부분과 피 사업대상자 스스로의 건강행태개선의 필요성을 인지할 수 있도록 조사를 통한 분석을 통한 상담이 있다. 직접적인 프로그램 서비스는 건강행태 문제대상자가 이를 인지 개선할 수 있는 기회를 제공하는 단계별 프로그램과종료 시점의 사후 평가 등의 구성으로 프로그램을 개발한다.

프로그램 참여자뿐만 아니라 지역사회 분위기 조성을 위한 홍보활동을 사업 참여자와 주민이 함께하는 캠페인과 프로그램 운영발표회, 어울 마당 등을 개최하여 참여자에게 흥미를 주고 또한 홍보효과를 함께 거둘 수 있다.

사. 운영전략

하나 자원연계 및 활용 방안

자원연계는 건강증진사업과 관련하여 인연을 맺게 되는 모든 민간 또는 공적 자원에 대한 정보를 정리하여 두거나, 시간이 없어 힘들다면 명함을 모아두어 활용한다. 대부분 보건소 건강증진사업과의 연계는 호의적으로 협조가 가능하다. 대부분의 연계된 민간단체나 공공조직 역시 주민과 함께하는 또는 해야 하는 영역의 단체나 개인으로 함께 협조 추진이 필요한 경우가 대부분이기 때문이다.

둘 자원연계를 위한 접근방법

● 사전 정보제공

사업운영 진행과정과 명확한 사업추진 목적과 배경, 효과에 대한 설명과 어떤 도움이 필요한지에 대한 정확한 요구를 사전에 알려 이해도를 높인다.

● 직접면담 접근

직접적인 면담을 요청하여 건강증진사업을 추진하면서 줄 수 있는 것을 부각 설명하고 얻고자 하는 것을 요구 한다. 때로는 지인을 통하면 미팅을 만드는 일이 쉬운 경우도 있다. 하지만 사안에 따라 지인이 오히려 부담될 수도 있는 경우도 있기 때문에 판단이 중요하다.

● 지인을 통한 접근

요구내용이 간단하고, 단순하게 사업에 대한 정보를 제공하고 분위기 조성 등의 협조를 구한다면 지인을 통한 접근도 좋다. 주의할 사항은 요구내용이 복잡하면서 업무적인 절차에 따라야 하는 경우에는 정확한 정보입수 후에 사무적인 접근이 오히려 좋은 결과를 가져오기도 한다.

셋 인력운용

인력 운용은 보건소 조직 내의 전담 인력외 협력 인력과 민간인력,

유관부서 인력 등 다양하기 때문에 업무 협조내용 등에 따라 다르게 운용되어야 한다. 조직 내 전담인력과는 긴밀한 의사소통을 통하여 업무에 대한 완벽한 공유가 중요하다. 조직 내부 및 유관부서협조 또는 협력인력(공무원 등)은 업무에 대한 정확한 이해(교육, 개인면담)가 선행되어야 하며, 업무추진 후의 보상(표창, 포상 등)이 더 적극적인 업무 협조로 발전할 가능성이 크다. 기타 민간인 협조인력의 경우는 사명감에 호소하거나, 작더라도 활동비 정도를 지급하여 업무에대한 책임감을 가지고 일 할 수 있도록 한다. 교육이나 간담회 등을 통하여 업무에 대한 충분한 이해와 필요성을 공감이 업무 추진효과를 높일 수 있다. 민간인에게도 표창이나 사례발표의 기회가 주어진다면 더 좋은 호응을얻을 수 있다.

넷 예산운용

성공적인 예산운용은 사업 전체에 대한 시작과 정리를 잘 할 수 있는 또 하나의 지름길이다. 예산은 단위사업 계획 시 구체적인 산출기초를 포함하되 항상 계획에 없던 또는 계획 수정에 의한 예산확보는10~20%의 여분 예산을 산정해야 한다.

예산 운용은 사업추진을 쉽게 때로는 어렵게 진행하게 되는 중요한 부분으로서 예산 분배를 인력활용, 홍보, 기자재 구입 및 활용 등 전반에 걸쳐 세밀한 구상을 기초로 하여 운용해야 한다.

4

업무수행 과정

1) 사업운영 기반조성

(1) 사업운영 장소 및 기자재 확보

사업운영을 위한 기반 조성으로는 프로그램 운영 장소와 기자재 등의 사업기반에 대한 파악 또는 계획이 되어야 만이 예산과 민간자원 또는 기존자원을 활용하는 방안이 모색되므로 자원 활용 목록을 기초로 한 계획과 실행 가능성에 대한 여부를 확실하게 조사하여 명시토록 한다.

필요 기자재중 확보가능과 구입 등으로 구분하여 확보가능의 경우 확보절차와 책임자, 소속, 활용가능 시기 등을 정리하여 활용한다. 구입필요의 경우 필요시기와 가격, 구입절차 등에 대한 정보를 함께 정리하여 활용한다. 사업운영 장소의 경우는 보통은 기존건물 또는 장소를 활용하기 때문에 활용 시기와 활용가능성 여부, 활용 시 절차 등에 자료 정리로 활용하면 된다.

(1) 운영인력 교육

하나 담당인력 교육

● 사업운영과정 교육

사업운영 시작과 종료 그리고 중간에 간담회를 포함하여 당일 한·두시간 정도의 사업설명회 운영과정상 문제점 등을 교환 할 수 있는 자유로운 분위기의 성향을 띤 교육으로 진행한다. 주민대표, 운영위원 등 사업과 관련된 민간인력이 함께 참여하도록 운영하는 것도 사업에 대한 이해 얻기에 도움이 된다.

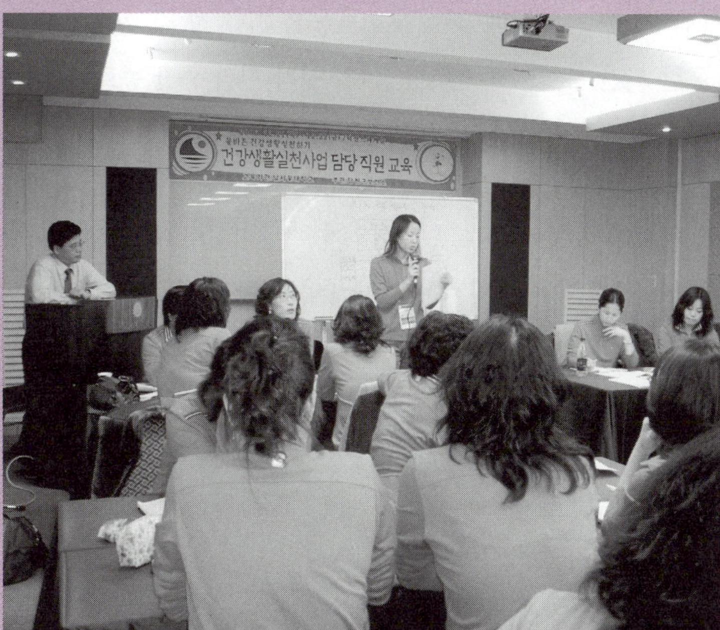

사진 4 운영인력 교육

● **전문지식 교육**

새로운 보건정보 또는 건강증진사업 정책, 지식 등에 대한 교육을 평소에 접하기 어려운 전문가(교수, 우수사례자 등)들의 전문 강의로 이루어진 세미나 형식의 교육이다. 사업운영인력의 역량강화는 물론 지식 습득에 대한 욕구를 충족시켜 주는 것도 건강증진사업 추진에 상당한 도움이 된다. 참고로 이때 자신들의 사업추진 내용을 스스로 발표하고 서로의 제언과 발전방안에 대한 토론을 포함하는 것도 상당한 효과를 기대할 수 있다.

둘 민간 및 협조인력

민간 협조인력의 경우는 오랜 시간이나 너무 이론에 치우치는 교육의 경우는 그들의 본연의 일정이 있기 때문에 오히려 효과를 감소할 수 있기 때문에 짧은 시간에 중요 포인트만을 전달 할 수 있도록 하고 토론을 통한 의견 청취도 중요하다. 사업 시작 전과 중간 종료시점에서의 의사소통 형식의 교육이나 정보제공이 많은 도움을 받을 수 있다.

모든 인력운용은 사업운영의 명확한 명분과 목적에 대한 이해와 설득이 선행되어야 만이 순조로운 협조가 이루어지며, 운영기간 내내 자유로운 의사소통이 이루어져야 만이 좋은 결과 즉 얻고자 하는 결과를 얻을 수 있다.

진행 순서의 예를 들면 사업계획 완료 후 사업에 참여 인력을 확정, 참여자 신청 받기, 인력확정 후에는 교육 또는 사업설명회, 추진해야 될 역할 주기, 사업운영, 업무 추진에 대한 중간 점검(전화, 간담회, 메일 활용) 결과물 받기 순으로 진행할 수 있다.

(3) 보건소 내부 업무 관련직원 협조

하나 **회계담당자**

건강증진사업의 경우는 보건소 타 업무에 비하여 업무적으로 잦은 접촉과 새로운 일처리가 필요하다. 따라서 서로의 의사소통과 유대관계가 좋아야 하며, 새로운 업무처리가 필요한 경우에는 사전에 처리절차나 방법을 미리 알아보고 서로의 의견을 절충하여 처리할 수 있도록 회계업무에 대한 지식 습득도 필요하다.

둘 **인사담당자**

건강증진사업은 새로운 건강증진사업 사례를 벤치마킹하거나 정보입수를 위한 교육과 출장이 많고 직원교육 등의 인사와 관련된 일도 타 부서에 비해 많다. 따라서 직원교육 등의 교육발령과 상시교육시간 인정 등에 대한 행정적 처리를 위한 접촉이 빈번하여 야 한다. 보통은 전화상 또는 메일, 문서공람으로 처리가 가능하나, 담당자의 이해가 필요한 경우 꼭 미팅을 통한 설득으로 불이익이 없도록 처리한다.

셋 **일반서무담당자**

일반서무 담당자는 지자체 조직 전체에 대한 각종 건강증진사업 홍보를 위한 방법으로 월간, 주간업무보고 또는 각종 시책사업 등의 선정되어 홍보가 될 수 있도록 정보 입수와 제공을 위한 좋은 의사소통과 유대관계를 유지하여 활용한다.

참고로 건강증진사업 추진과 관련된 일 외에 타 부서 또는 지역 내 행사 등에 대한 정보를 미리 확보하기 위한 시간을 할애하기에 어려운 경우가 많기 때문에 지역 내 전체행사와 협조하여 추진하려 하는 일을 모색할 기회를 놓칠 수 있다.

2) 프로그램 운영 및 활동

(1) 프로그램 인력 활동 역할분담

운영인력이 많아 활동, 관리, 홍보 등으로 역할을 분담하여 추진하면 이상적인 역할분담이 되겠지만 보통은 운영인력 혼자가 하는 경우가 많다. 같은 팀 내에서도 사업담당자 별로 각기 다른 홍보를 집중적으로 또는 등한시 하든지 하는 비효율적인 홍보나 보도가 될 경우가 많아 같은 업무가 아니라도 팀 내에서는 역할을 분담하여 추진하는 것이 효과적이다.

하나 활동 담당

활동 전담인력이 없는 경우에는 보건소 산하 보건지소 및 보건진료소 인력을 활동인력으로 활용이 가능하며 지역담당제로 운영되고 있는 보건지소와 진료소 인력은 지역주민을 더욱 밀접하게 관리할 수 있어 효과적이다.

둘 운영전반 관리 담당

운영전반 관리 담당은 당연 건강증진사업 담당자가 되며 전반 관리자는 역할분담에 따른 업무분담 추진 내용을 정확하게 모니터링 할 수 있어야 하며 그 방법을 모색하여 추진하여야 한다.

셋 홍보담당

홍보담당은 모든 건강증진사업에 관한 일정을 사전에 확보 홍보 일정을 계획하여 추진하여야 한다. 모든 홍보와 보도는 실행되고 있는 사

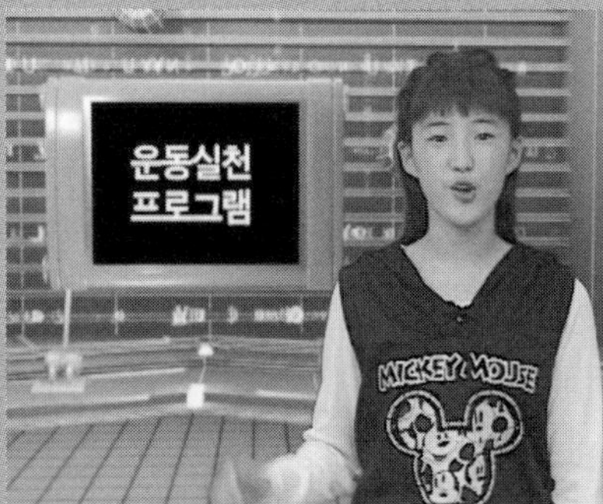

사진 5 방송광고 캠페인 3

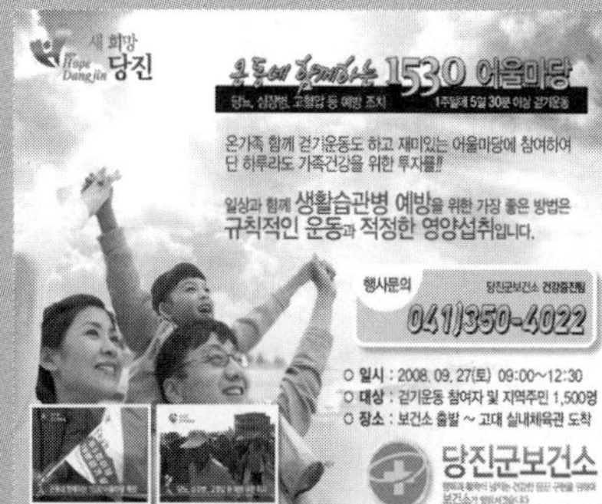

사진 6 승강기홍보 내용

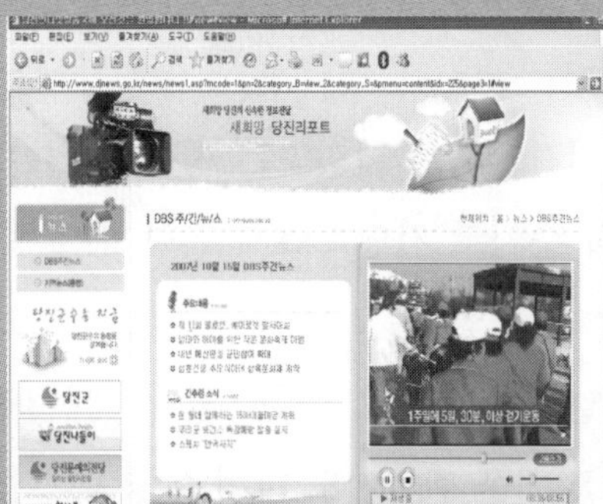

사진 7 인터넷 뉴스

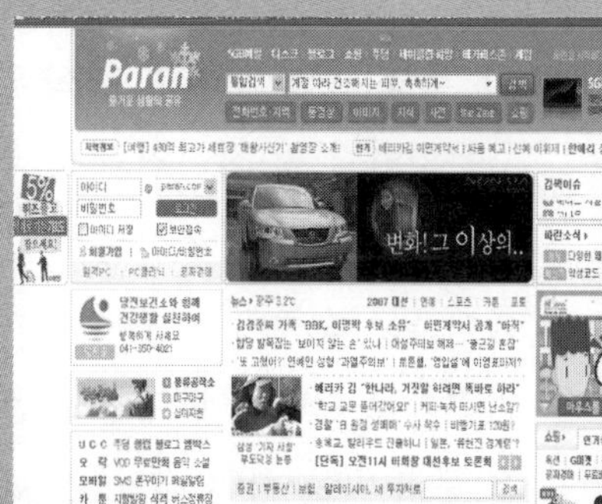

사진 8 각인터넷 포털 싸이트 광고 캠페인

업과 행사 등의 사전에 홍보되도록 완료하여야 하며 종료 직후 관련사진 등을 전송 하여 신속한 보도나 홍보가 되도록 추진해야 한다.

(2) 진행과정 및 운영 체계내의 의사소통

하나 프로그램 참여자들과의 의견 교환

프로그램 참여자들과의 의사소통은 진행과정 전 과정에서 이루어져야 한다. 예로 사업운영을 사전조사와 프로그램 운영, 그리고 사후조사로 이루어진다면 이루어지고 있는 과정 중에 모니터링과 의견교환이 필요하다. 운영방법을 직접 함께 모색하며 평가할 수 있고, 참여자중 희망자를 선정 모니터로 활용 모니터링 할 수 있다.

프로그램 참여자들의 의견청취를 위한 간담회 등은 사업운영에 윤활유와 같이 활용할 수 있다. 예로, 참여자가 간담회에서 작은 불편사항이나 건의를 통해서 사업운영의 불편을 간단하게 해결 할 수도 있는 자원을 얻을 수도 있다. 인력문제나 작은 설치물 등을 예로 들 수 있다.

둘 운영인력(참여, 협조) 의견 교환

운영인력 및 참여인력 들과의 의견교환은 회의라는 형식에 의한 의견도 필요하지만 추진과정 단계별 수시로 자연스럽게 전화 메일 등을 통한 의사소통이 때로는 주효 할 때도 있다. 업무추진에 대한 노고를 격려하고 고마움에 대한 표현을 일상에서 하고 사업운영에 대한 의견을 묻고 받는 식의 개인적인 접근 방식을 취하기도 하여 운영방식에 있는 문제점을 도출 해결 할 수도 있다.

(3) 예산집행 과정 및 방법

하나 예산집행의 적법성

예산 집행에 있어서는 항상 회계감사를 염두에 두고 일을 추진하여야 한다. 즉, 적법하고 적정하여야 한다는 말로 가장 적정한 물품이나 업체를 선정하고 가장 가격이 적정한 수준을 선택 추진하되 지자체별로 회계와 관련한 조례나 규정에 의거 추진하는 것이 바람직하다. 이 부분은 회계부서 및 담당자와의 긴밀한 협조에 의한다.

둘 시장조사

시장조사는 필요에 따라 직접적인 시장조사가 필요하지만 보통은 인터넷을 통한 시장조사가 편리하고 시간절약, 예산절약에 도움이 된다. 인터넷을 통한 조사 후에 직접 시장에서 상품을 확인하는 방법은 가장 이상적인 방법으로 활용 할 수 있다.

인터넷 조사는 선택사양과 가격, 인쇄와 포장, 배송 등 세부내용을 정확히 파악하여 등재된 전화번호를 통해 직접적인 협상을 따로 하고 관련된 서류(사업자 등록증 사본, 통장사본, 견적서, 세금계산서 등)를 미리 받아 보는 것도 인터넷 구매와 관련한 실수를 최소화 할 수 있다.

셋 구비서류

물품구입 관련 구비서류는 구입단가, 절차(방법 : 일반구매, 입찰 등) 등에 따라 다르며 지자체별로 자치규정 및 조례에 따라 약간씩 다를 수 있으며, 대부분의 사업자의 경우 일반적인 서류를 알고 있기 때문에 서류를 요구하는 데는 별다른 어려움이 따르지 않는다. 다만 연구 용역 또는 프로그램 운영에 대한 민간위탁 등의 경우 사전에 회계담당자와 서류에 관한 사전 문의로 알아본 후 참여사업자가 협조 가능한지에 대해서도 미리 확인하는 것이 중요하다 때로는 모든 협상과 절차를 마친 상태에서 결렬이 되는 경우도 없지 않다.

용역(위탁)관련 보건소에서의 연구용역이 처음 경험일 경우에는 회계담당자나 사업담당자가 경험이 없기 때문에 무슨 서류를 어떻게 준비하여 계약하고 진행해야 되는지 곤란해 하는 경우가 발생 한다. 하지만 대부분의 지자체에서는 연구 용역이 이미 활성화 되어있기 때문에 시 · 군 · 구청 경리팀 담당자에게 문의하면 쉽게 알 수 있는 방법이며 보통의 민간위탁 사업 계약방법과 큰 차이가 없고 다음 순서로 진행 할 수 있다.

《 용역위탁 진행순서 》

사업비 계상 ⇒ 사업계획 ⇒ 추진계획 결재완료 ⇒위탁자 선정(공개 용역입찰) ⇒위탁협조공문 발송⇒용역계획서 확인⇒용역계약⇒용역착수⇒용역 산출물 확인(용역비 청구) ⇒용역비 지출

넷 예산집행 결재 및 과정

예산 집행과정은 물론 결재 순서에 의하지만 사업과 관련한 물품구입이나 사업자 선정을 사전에 구두로 의견을 구하는 것이 보다 업무 추진상의 업무관련 담당자들과의 예의를 지킬 수 있고 협조를 받기에 용이하다. 실례로 설명 한다면 회계담당자와 결재권자에게 프로그램 운영과 관련하여 소용되며 시장조사를 한 바에 의하면 이런저런 유리한 점이 있어서 추진하려고 하는데 어떻게 생각하는가에 대한 의견을 사전에 묻는 것을 말한다.

다섯 예산절감 방법

예산 절감방법은 개인 돈을 지불하듯 최대한 가격협상을 적극적으로 하며 철저한 시장조사(가격, 선택사양, 서비스 등)가 도움을 준다. 이때 꼭 주의할 것은 가격 낮춤을 위하여 질 좋지 않은 또는 사후 서비스가 적정하지 않은 조건이 있는지 반드시 확인하여야 한다. 또한 지자체별로 예산 절감방법을 위한 절차가 있으므로 적용 집행하여야 한다. 예로, 물품 시장조사 후 물품 견적서와 함께 원가분석 요청을 재무과에 보내고 적정 판정을 득한 후에 추진하는 경우, 물품구입비가 일정액수 이하일 경우에 진행되는 수의 계약일 경우에는 계약시점에서의 일정액수를 감하여 계약을 해야 하는 경우 등의 절차가 필요한 경우도 있다.

(4) 문제점 도출 및 해결

하나 운영과정 문제점 도출 방법

운영과정에서의 문제점 도출은 운영 인력과의 자유롭고 원활한 의사소통을 통해서 도출될 수 도 있지만 참여주민들, 모니터요원 등 프로그램과 관련된 모든 사람들의 의견청취를 위한 다양한 길을 열어 수렴 분석해야 한다.

둘 해결방법

해결방법 역시 의견청취와 별반 다르지 않게 얻을 수 있으나, 모든 의견의 반영은 사소한 의견 모으기나 해결은 사업운영에 오히려 좋지 않은 영향을 끼칠 수 있기 때문에 당초 계획한 목표와 운영전략에 기반을 두고 추진해야 한다. 예로, 마을자율운영을 위한 지도자 양성을 목적으로 마을주민 대표를 운영인력으로 확보하고 추진하되 활동비를 지급 하는데 있어서 참여자의 적극적인 활동을 위한 수단을 건의사항을 반영한다는 이유로 단순한 활동비 이상으로 상향 지급하는 등의 수정방식은 당초의 목적을 상실할 수 있는 경우에 해당 된다.

3) 일정별 운영 모니터링

(1) 운영과정 및 활동 평가

하나 모니터링 방법

모니터링 방법은 각 프로그램 별 또는 사업별 운영방법에 따라 다르기 때문에 어느 한 방법을 예를 들어 설명하기 어려우나 대부분 참여자의 실천일지 작성과 프로그램 운영자의 추진 실적 보고에 의하여 모니터링 할 수 있으며 때에 따라 모니터 요원을 투입 모니터 하는 방법도 고려해볼 수 있다.

둘 모니터링 인력

모니터링 인력은 대부분 사업운영 인력이 되는 경우가 대부분이다. 따라서 객관적인 모니터링이 되지 않으면 신뢰할 수 없는 평가가 되는 오류가 많다. 가령, 담당자의 사업추진실적을 향상시키기 위한 방법으로 프로그램 참여자수를 늘리거나 탈락자 수를 낮추는 식의 보고를 들 수 있다.

사업예산과 인력의 확보가 가능하다면 전문적인 모니터 방법을 개발 활용하는 것도 방안이 된다. 프로그램 운영을 보다 객관적이고 전문적인 모니터요원을 개발 또는 인력 확보로 사업 전반과 프로그램 모니터링을 통해 객관적으로 또는 전문적으로 평가 분석하는 기회가 되어 건강증진 사업 발전에 활용할 수 있다. 예로, 프로그램 참여자 중 희망자 또는 대표자를 선정 모니터요원으로의 활용은 다음순서로 진행 해볼 수 있다.

모니터요원 선정⇒모니터요원 교육⇒모니터활동 및 참여자 지도⇒모니터링 결과물 제출⇒모니터 활동비 지급⇒모니터결과 분석 활용

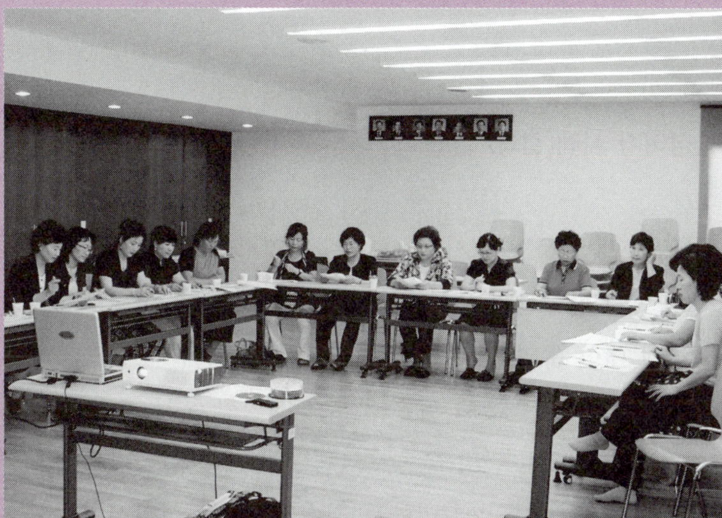

사진 9 지원자원 개발 교육

(2) 운영 및 활동 수정

프로그램 운영에 따른 모든 활동들이 운영과정 모니터를 통하여 문제가 도출되었을 때는 과감하게 그리고 빠르게 수정하여 추진해야 한다. 그렇지 않은 경우에는 더 많은 오류를 초래한다. 가령 추진과정상 운영지원을 하려던 인력(외부 강사 또는 프로그램 운영자)의 자질이나 효과 면에서 의심된다면 과감하게 철회하거나 선회한다. 또한 계획에 없던 활동이 필요로 느껴진다면 추가하는 방식의 연동적인 사업운영 방식을 취하여 활동을 수정하는 것이 필요하다.

4) 사업 운영 활성화를 위한 행사

(1) 참여자 사례(결과) 발표

사업(프로그램) 운영 행사가 때로는 지역사회 분위기 조성과 사업 운영 활성화에 상당한 도움이 되기도 한다. 특히 주민 스스로 참여한 프로그램에 대한 운영결과를 발표회를 통하여 결산하고 평가하는 방법이 주민들 간의 자연스런 입 소문으로 상당한 홍보 효과를 얻을 수 있는 좋은 기회가 된다. 당초 프로그램 운영계획부터 발표회를 포함하여 추진하는 것이 주민 참여율과 지속참여율을 향상시키는데 도움이 되며, 계획에 없던 이벤트로 발표회를 추진하는 것도 때로 돌발 이벤트로 효과를 얻을 수 있다. 이때에 반드시 발표회를 추진하는 목적을 확고히 하여 일회성 행사로 그치는 일이 없도록 신중을 기하여야 한다.

(2) 운영인력 사례 발표

운영인력의 사업운영과정상의 사례를 발표하고, 운영 사례에 대한 의견 교환을 할 수 있는 기회를 가짐으로써 운영인력 스스로의 성장의 기회를 마련한다. 우수 추진사례에 대한 벤치마킹도 객관적으로 자신들의 사업을 돌아보고 문제점 도출과 해결방안 모색에 좋은 기회가 된다.

사례발표는 운영인력 역량강화 교육에 포함하여 추진하거나 주민 발표회에 포함하여 운영하는 방법으로 추진한다. 발표자에 대한 사례는

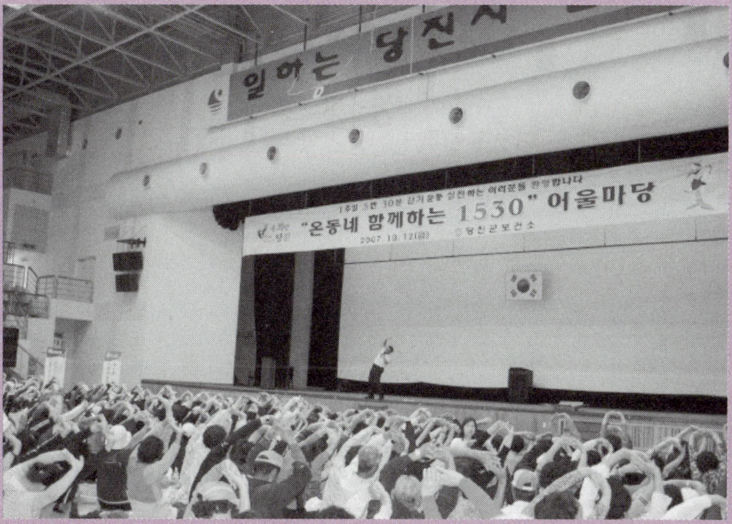

사진 10 사업 참여자 지속실천 이벤트

제공하는 것이 사기 진작과 발표에 대한 부담감과 거부감을 제거하는 데 효과적이다.

(3) 참여자 어울마당

프로그램 참여자의 어울마당은 참여자에게 지루한 프로그램 참여를 환기할 수 있는 좋은 기회로 활용하며, 당초 프로그램 운영계획에 포함하여 운영하되 참여자에게 자세한 설명은 흥미를 감소시킬 수 있으므로 어울마당 행사가 있다는 정도의 정보를 주는 것이 효과적이다.

4

평가

1) 평가 계획

가) 평가목적 및 목표 설정

평가를 하는 목적과 목표를 사업운영 여건에 따라 설정 한다. 평가의 범의를 사업운영 전반에 대한 전문적인 평가를 원한다면 전문가의 자문을 통한 성과목표를 달성했는지에 대한 평가를 한다.

프로그램 운영에 대한 평가 즉 단위사업 또는 프로그램 별 평가를 참여자에 대한 만족도 조사나 참여 실적(산출물) 평가를 한다면, 단순한 실적평가와 참여자 만족도 평가 그리고, 가능하면 참여자의 사전 사후 평가를 통하여 할 수 있다. 따라서 사업여건에 따라 목적을 무엇을 평가할지를 평가결과 활용을 어떻게 할지를 결정하여 평가 목적과 목표를 설정한다.

나) 자체 평가기간 및 주기

평가기간은 평가 목적에 따라 사업전반을 평가할 때에는 기간과 주기를 사업운영 전반에 걸쳐 하여야 하며, 단일 프로그램 운영평가의 경우는 프로그램 운영과정과 종료에 맞추어 추진한다.

다) 자체 평가지표 개발 및 방법

평가지표와 평가방법은 각 건강증진사업 추진 사례집과 건강증진사업지원단 등을 통하여 개발되어 보급된 자료들을 활용하여 사용할 수도 있다. 때에 따라 담당자가 알고자하는 내용이 특별한 경우는 개발하여 추진해도 된다. 다만 객관적으로 참여자 모두가 이해하고 공감할 수 있도록 개발하는 것이 중요하다. 따라서 참여인력들과의 의견 교환으로 수정 보완하는 것도 바람직하다.

라) 자체 평가팀 구성 운영

평가팀은 건강증진사업 운영위원과 자문위원을 포함하여 구성하고 운영하는 것이 바람직하나 보통의 경우 모든 평가단계에 전체 평가팀원 모두가 참여하여 직접적으로 평가하는 것은 상당히 어렵다. 따라서 평가를 위한 모든 자료를 통한 평가를 운영인력이 먼저 실시한 후 회의를 통한 참여를 유도하는 것이 실적으로 운영하기에 용이하다.

2) 평가

평가는 사업운영 전 과정에서 일상처럼 이루어지기도 하나 보통은 그 정리와 기록이 미흡하여 활용에 어려움이 따른다. 정형화된 평가만이 평가로 인정하고 활용하고자 하나, 사업운영과정에 나타나는 모든 과정에서의 도출되는 의견을 담당자만이라도 기록하여 정리한다면 연관되어 추진되는 모든 건강증진사업의 평가자료로서 가치가 있게 활용 가능하다.

건강증진사업의 평가는 인력, 프로그램, 참여자, 사업전반 등 전 과정에 걸쳐서 어떤 방법으로든 평가하고 피드백에 활용 할 수 있도록 추진하여야 한다.

3) 평가결과 활용

평가 결과에 대한 활용은 사업추진 전 과정에서 중요하다. 사업추진의 배경이 될 수 도 있고, 운영전략을 개발, 목표설정 등 사업운영 전 과정에 대한 재정비 그리고 사업운영의 발전방안, 해결방안 등과 같이 전문가의 자문에 필요한 자료로서 그 역할과 기능은 무궁 무진 하다고 할 수 있다. 때로, 지역주민과 지역사회 건강관련 업무추진에 근거가 되는 근거자료 또는 건강증진사업 홍보자료로도 그 활용가치는 높다고 할 수 있다.

점검하기

프로그램 단계별 수행절차

1단계 프로그램 운영계획 "안" 발표

프로그램 운영계획의 점검방법은 추진 여건에 따라 여러 가지 있겠지만 지자체의 홈페 이지공지 사항을 이용한 지역사회 의견 청취와 보건소 이용 주민들과의 면담을 통한 주민의견을 청취하는 방법으로 간단하게 프로그램 운영에 대한 내용을 발표함으로써 관련된 사람들(운영인력, 자문, 협조인력, 참여주민 등)의 참여의사와 편의성 등에 대한 의견 청취과정을 통한 사전 수정 보완단계로 활용 한다.

2단계 프로그램 운영 투입요소 정비 및 구축(인력, 장비, 자원, 재정 등)

프로그램 운영의 시작으로 프로그램을 운영하는데 필요한 모든 자원을 정비하고 구축하는 단계로서 운영인력을 구성하고, 운영 자원을 즉 예산, 민간자원, 각종 기자재 등 모든 투입요소는 정비하고 확보하여 시작될 수 있도록 구축해야 한다.

3단계 참여인력 프로그램에 대한 이해와 역할 분담

프로그램 수행의 성공은 참여자의 좋은 관계가 될 수 있다. 프로그램 운영에는 다양한 참여자가 있어서 하나의 프로그램에 각자의 목적과 목표가 있을 수 있다.

참여자 경우에는 프로그램 참여함으로써 자신들에게 돌아오는 다양한 이익들을, 지역사회 경우에는 지역사회 주민들의 긍정적인 연대성에 대한 기회를 민간단체와 보건관련단체 경우 걷기 운동 프로그램의 활성화와 긍정적인 연대성. 지역사회 리더들 경우에는 지역사회의 건강증진 등과 같이 각기 다른 생각으로 하나의 프로그램에 참여하게 됨을 명심. 하나의 목적을 성취 하기 위한 서로의 이해관계를 교육과 편안한 의사소통과 교육으로 프로그램 운영에 대한 이해와 확신을 형성하는 과정이 필요하다.

또한 프로그램 은영에 대한 이해와 자신들의 목적을 기본 바탕으로 하여 참여자 각자의 수행 가능한 역할과 기능을 분담하여 추진할 수 있도록 한다.

4단계 **평가구성요소와 방법 에 대한 계획**

프로그램 수행에 대한 평가 구성요소와 방법에 대한 계획을 참여인력 모두가 함께 참여하되 참여자들의 프로그램 운영의 목적과 프로그램의 추진방향, 그리고 사회적인 지지와 어떻게 참여자들의 걷기운동을 향상 시킬 것인지에 대한 정확한 이해 아래 계획을 하여야 한다. 언제, 누가, 어떻게, 어떤 구성 요소들을 포함하여야 하는지에 대한 역할과 기능에 대한 명확한 계획이 이루어져야 한다.

5단계 **개별 걷기운동 지도자 만들기**

걷기운동 참여자들의 개인지도를 위한 걷기운동 지도자를 다양한 방법(게시판 활용, 개인면접) 으로 자원봉사자들을 또는 예산이 가능하다면 임금인력을 구하는 방법을 취하여 프로그램 성격에 따라 인력을 적절하게 활용한다.

6단계 **걷기운동 지도자 교육**

걷기운동 참여자들의 지도를 위한 지도자 교육을 제공한다. 즉,

지도자의 역할과 임무, 지도자의 영향력, 걷기의 기술, 지도 그룹의 전략 전술 세우기, 지도 그룹 내의 개인별 장애에 대한 이해(걷기운동의 한계 알기 위한), 안전, 응급상황 대처, 심정지 시 응급조치 등에 대한 교육이 필요하다.

7단계 **그룹별 걷기운동 경로와 지도 만들기**

그룹원들의 결정으로 걷기운동 경로를 찾아 거리 측정과 지도를 만들고 그룹원의 만남장소와 만남시간을 정하고 정보를 공유하여 활용하고 함께 할 수 있도록 한다.

8단계 **지역사회 홍보(참여자 모집)**

⇒ 걷기운동 프로그램에 대한 지역사회내의 홍보이다. 가능한 모든 홍보매체를 통하여 지역사회 내에 홍보를 함으로써 지역주민들의 흥미를 얻어 참여자를 모집한다. 홍보에는 다양한 걷기장소, 시간에 대한 정보와 걷기운동 경로를 어느 정도의 시간이 소요되는지를 포함하여 등록에 대한 안내를 한다.

활용되는 홍보매체로는 자세한 정보를 함께 올릴 수 있기 때문에 웹 페이지가 유용하다. 또한 다양한 광고 매체도 활용하면 또 다른 이용자가 활용 할 수 있기 때문에 유용하다.

9단계 **프로그램 운영 시작과 이벤트**

프로그램 운영 착수를 위한 시작 이벤트를 지역사회 주민에게 널리 알리고 리더들의 수행을 수월하게 하기위한 기회로 활용한다.

이벤트에는 당연히 프로그램에 등록신청을 한 모든 참여자들이 참여할 수 있도록 하고 프로그램에 활용되는 모든 홍보물과 정보(예: 지도, 안전보조 물품, 교육자료, 회원정보 등)를 제공하도록 한다.

10단계 그룹별 자모모임의 활성화

참여자 그룹별 모임이 활성화 되도록 하여 참여자들의 흥미를 돈독히 함으로써 지속적으로 실천할 수 있도록 한다.

그룹 리더가 해야 할 일은 다음과 같다. ① 새로운 참여자에게는 어색함이 없도록 참여할 수 있어야 한다. ② 참여들의 참여에 대한 체크와 모니터링을 실시하여야 한다. ③ 가능하다면 참여자들의 이름표를 만들어 사용하면 좋다. ④ 그룹 내 참여자에 대한 연락처 등 개인정보를 공유할 수 있도록 작성 제공한다. ⑤ 그룹 멤버들 사이에 만남장소나 시간을 정하고 서로 잘 참여할 수 있도록 지지한다. ⑥ 기타 멤버들을 위한 공지사항을 알리고 걷기에 필요한 물품(물, 모자 등)들을 참여자들에게 제공하거나 지참할 수 있도록 한다.

11단계 연락체계 구축 유지

그룹 리더들과 운영자들 사이의 연락체계에 대한 구축과 유지를 통한 서로간의 정보교환과 멤버들을 위한 건강관리와 역동적인 참여를 통한 걷기동아리의 규모의 향상을 위한 활동들을 하도록 서로서로 지지하는데 활용 한다. 또한 참여자들의 흥미를 증진시켜 지속할 수 있도록 동아리별 연합 모임 걷기 등을 공동 운영 하는 것도 좋은 방법이다.

12단계 프로그램 향상을 위한 활동

프로그램 운영의 발전을 위한 지속적인 활동들을 참여자들과의 간담회 리더들의 회의 운영자와 리더들과의 운영회의 등을 통한 그룹들의 운영에 관한 정보들 공유하고 각 그룹들의 문제점과 해결방안을 모색 적용함으로써 발전시켜 나아간다.

아울러 가능하다면 다른 그룹에 모범이 되거나 잘 운영되고 있는 사례에 대한 인센티브를 제공하고 사례를 공유 하도록 한다.

13단계 프로그램 운영에 대한 피드백과 적용

그동안의 모든 그룹의 운영과정과 사례의 경험(길 건너기, 걷기 경로, 가로등, 안전관리 등 세부내용)을 서로 공유하여 서로의 문제점과 해결방안에 대한 분석 적용으로 더욱 발전된 그룹운영 프로그램으로 재구성 한다.

부록

통계학의 이해

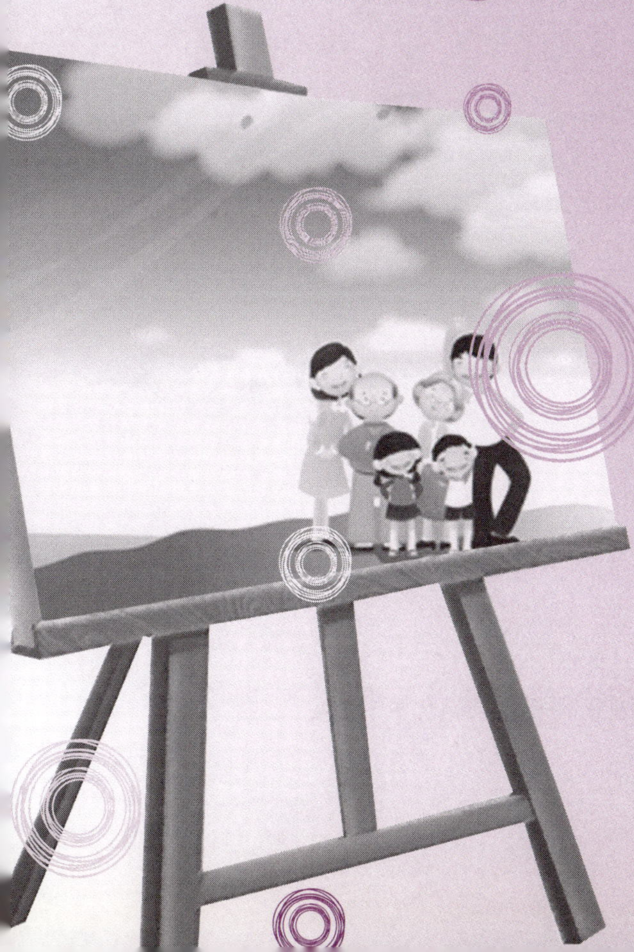

※ 이 내용은 '이주열, 보건통계학개론, 푸른세상, 2000' 의 일부임

1

통계학 이란?

통계학(statistics)이란 자료를 수집하고 분석할 뿐만 아니라 그 분석을 토대로 합리적인 의사결정을 할 수 있도록 하는 과학적인 방법이다. 미래를 위한 의사결정을 위하여 불확실한 상황을 분석하고, 불확실성을 최소로 감소시키려는 노력이 체계적으로 정리된 것이 통계학이다.

1950년 이후 모든 학문분야에서 과학적인 연구방법과 실증적(empirical) 연구가 강조됨에 따라 통계학은 불확실한 상황에서 발생하는 모든 자연현상이나 사회현상을 과학적으로 분석하고 예측하는 분석도구로 광범위하게 응용되고 있다. 사회학에서는 사회통계, 경영학에서는 경영통계, 심리학에서는 심리통계, 보건의료에서는 보건통계 등으로 과목이 설정되어 있다. 그러나 서로 다른 분야에서 다른 이름으로 가르친다고 해서 통계학의 내용이 다른 것은 아니다. 통계적 방법이 적용되는 대상과 응용 기법이 조금씩 다를 뿐이지 통계학의 기본이론이나 기본개념은 동일하다. 이처럼 통계학의 기본 원리가 각 분야에 적용되어 나타나는 통계학을 응용통계라 한다.

* 통계학 = 자료의 수집, 정리, 분석 + 합리적인 의사결정을 도와주는 과학적인 방법

통계학은 최종적인 목적으로 존재하는 것이 아니라 통계적인 지식을 통하여 어떤 의사결정을 내리는데 도움을 주는 도구이다. 결국 통계학

적인 정보에 대하여 어떤 결정을 내리고 활용하는 것은 의사결정자의 역할이다.

예를 들어, 일기예보에서 오늘 오후에 비가 올 확률이 60%라고 발표했을 경우 그 일기예보를 보고 아침에 우산을 가지고 출근하는 사람도 있을 것이고 그렇지 않은 사람도 있을 것이다. 결국 60%라는 확률 값을 가지고 의사결정 하는 데는 각 개인의 경험, 생활환경, 생각 등에 따라 사람마다 차이가 있다. 이와 같은 현상은 통계적인 방법에 의하여 산출된 결과를 이용할 때에도 나타난다. 다시 말하면, 동일한 통계적 결과에 대하여 서로 다른 해석이 가능하다는 것이다. 통계적 결과를 어떻게 해석하고 활용하느냐 하는 것은 연구자 혹은 의사결정자에 따라 다르게 나타난다.

2
분류

통계학은 크게 기술통계학(descriptive statistics)과 추측통계학(inferential statistics)으로 구분된다. 간혹 추측통계를 기술통계보다 훨씬 고도의 방법으로 간주하여 기술통계를 등한시 하는 경향이 있다. 그러나 이것은 임의적인 구분일 뿐이고, 통계학의 궁극적인 목표는 기술통계학이나 추측통계학이나 마찬가지이다.

기술통계학

필요한 자료의 양이 방대할 때는 연구자가 자료의 전반적인 내용을 파악하기가 쉽지 않다. 이러한 경우 자료의 대표값, 분포의 형태 등을 알 수 있다면 자료의 대체적인 윤곽을 파악하는데 상당한 도움을 받을 수 있을 것이다.

이와 같이 자료를 정리하여 도표나 표를 만들고, 자료의 특성을 수량적으로 요약하고 묘사해주는 통계분야가 기술통계학이다. 기술통계학는 추측통계학보다 역사적인 면에서 훨씬 오래 되었다.

추측통계학

추측통계학은 1920년대 부터 발전하기 시작하였다. 추측통계는 소수의 자료를 이용하여 불확실한 상황에서 합리적인 의사결정을 하기 위한 기초로 현대 통계학의 골격을 이룬다. 이러한 이유에서 추측통계학을 현대통계학이라고도 부른다.

추측통계학은 표본의 통계치를 가지고 모집단의 불확실한 사실을 추론하는 분야이다. 확률이론을 근거로 모수치를 추정하고 모집단의 변수들간의 관계를 검증하는 기능을 하는 통계적 방법이다.

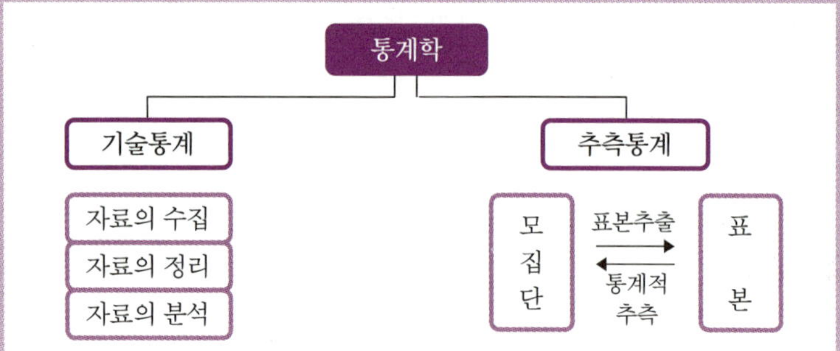

그림 1 기술통계와 추측통계

예를 들어, 보건행정학과의 보건통계학 시험점수를 알기 위하여 평균을 구하는 것은 기술통계학에 속하며, 우리나라 대학생들의 통계학적 지식을 알아보기 위하여 일부 학생을 표본으로 뽑아 그들의 통계학 점수를 바탕으로 전국 대학생들의 통계학 지식의 정도를 파악하는 방법이 추측통계학이다.

그런데 추측통계학에 의하여 결론을 일반화하기 까지에는 먼저 기술통계학의 방법에 따라 자료를 수집하고 종합한 후에 필요한 계산을 하게 되므로 추측통계학을 기술통계학으로 부터 분명하게 구별하기는 어렵다.

3
통계학의 활용

1) 자료분석

자료분석이라 함은 수집된 자료에서 여러가지 정보를 얻어내는 것을 의미하는데, 이를 효과적으로 수행하기 위해서는 i)통계학 이론에 관한 지식, ii)컴퓨터에 관한 지식, iii)통계패키지에 관한 지식 등이 필요하다. 이 세분야에 대한 기본적인 지식이 있을 때에 완전한 자료처리가 가능하기 때문이다.

어떤 연구조사를 효과적으로 수행하려면 우선 조사대상이 되는 문제에 대한 명확한 정의가 이루어져야 한다. 그후에 문제에 대한 가설을 설정하고, 이어서 설정된 가설을 검정할 자료를 수집하게 된다. 자료가 수집되면 적합한 통계기법을 적용시켜 분석하게 된다. 이와 같은 자료분석의 처리절차를 단계적으로 살펴보면 아래와 같다.

문제의 정의

간단하고 모호한 질문을 자세하고 정확한 질문으로 구체화 시켜 연

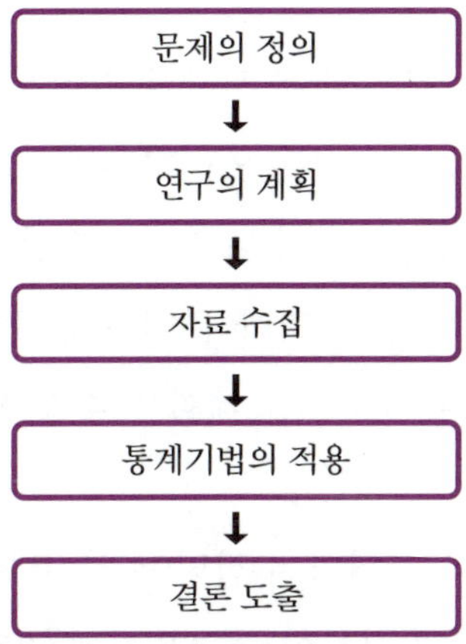

그림 2 자료분석의 순서

구의 목적을 정하는 것이 문제의 정의이다. 연구의 대상이 되는 모집단은 어떠한 것이며, 불확실한 상황이 무엇이고, 의사결정들이 어떻게 내려질 수 있는지에 대한 자세한 검토가 이루어져야 한다.

연구의 계획

연구의 목적이 명확하게 정의되면 이를 달성하기 위한 구체적인 연구계획을 세우게 된다. 연구대상이 되는 모집단을 전수조사할 것인지 아니면 표본만을 조사할 것인지를 결정한다.

표본을 조사하게 된다면 어떻게 표본을 선택하고, 표본의 크기는 얼마로 하며, 각 표본에서 무슨 자료를 얻을 것인지를 결정한다.

자료 수집

직접자료를 수집하는 일은 대개 시간과 경비가 많이 들고, 오류도 많이 발생할 수 있는 복잡하고 힘든 일이다. 어느 경우에는 계획한 대로 자료를 수집하기가 불가능한 경우도 있고, 수집된 자료가 연구목적에 적절하지 않은 경우도 있다. 이러한 문제점을 줄일 수 있는 방법은 예비자료를 먼저 수집하여 자료수집 계획을 수정 혹은 보완하는 절차를 거치는 것이다.

경우에 따라서는 자료가 이미 수집되어 있거나, 문헌에서 쉽게 구할 수도 있는데, 이때는 이 자료들이 연구목적에 적절하고 정확한 것인지를 검토하여야 한다.

통계기법의 적용

적절한 자료를 수집한 후에는 이를 정리하여야 한다. 간단한 도표나 그래프를 이용하거나 복잡한 통계적 방법을 응용하여 수집된 자료를 분석하게 된다. 오늘날에는 대부분의 경우 컴퓨터의 통계프로그램을 이용하여 자료를 정리하는데, 이 경우에는 어떤 통계적인 방법을 적용할 것인가에 대한 통계학적인 지식은 물론이거니와 통계프로그램을 운영하고 출력결과를 해석하기 위한 지식이 필요하다. 아울러 컴퓨터를 작동하기 위한 기본적인 지식도 필요하다.

결론 도출

분석된 결과를 이용하여 연구목적에서 제기된 질문에 대한 결론을 내린다. 경우에 따라서는 부분적인 답만을 결론으로 얻을 수 있고, 때로는 제기되지 않았던 질문에 대한 결론을 얻을 수도 있다. 또한 결론에 다른 새로운 연구방법에 대한 제안을 할 수도 있다.

2) 연구과정과 통계항목

통계적 분석은 연구자료를 수집한 뒤에 기계적으로 처리하는 단계에만 적용되는 것이 아니라 연구의 모든 과정에서 적용된다. 조사연구를 선택하게 되는 경우에 있어서 통계적 분석에 대한 고려는 연구의 설계 단계주터 분석과 자료의 해석이 끝나는 시점까지 계속 반복해야 한다. 그것은 표본설계, 질문서와 같은 자료수집의 도구구성, 면접이나 관찰법과 같은 자료수집의 절차, 자료의 처리와 해석 등 모든 과정에서 반영된다. 연구과정 단계와 각 단계별로 필요한 통계항목을 나타내면 아래 표와 같다.

표 1 조사연구 과정에 관련된 통계항목

연구과정의 단계	통계항목
1. 이론형성	* 통계적 가설의 형성
2. 가설설정	(1, 2 공통)
3. 관련개념의 정의	

연구과정의 단계	통계항목
4. 모집단의 명시 5. 표본추출 설계	* 적절한 표본크기의 결정
6. 자료수집 전략 수립 7. 자료수집 도구 작성	* 최대 허용 가능한 표준오차 결정 * 측정의 수준결정 * 적절한 통계적 검증선정
8. 자료의 수집	
9. 자료의 분석 10. 결과의 해석 11. 이론과 가설의 재검토	* 필요한 계산 * 수집한 정보량에 따라 통계적 분석결과 평가

3) 변수에 대한 이해

(1) 의미

개체에 따라 변화하는 특성을 변수(variable) 혹은 변량 이라고 한다. 예를 들어, 보건행정학과 학생들의 신장을 측정한다고 할 때, 신장은 사람에 따라 차이가 있다. 이런 경우 보건행정학과 학생 각 개인은 개체가 되며, 각 학생의 신장은 변수가 된다.

> 변수 = 개체에 따라 변화하는 특성

그런데 신장의 경우는 학생들 간에 차이가 있지만, 귀의 수는 누구나 둘씩으로 동일하다. 이와 같이 개체에 따라 변화가 가능하지 않은 특성을 상수(constant)라고 한다.

(2) 종류

■ **질적변수**(qualitative variable)

수치로 측정되지 않고, 관측된 값이 문자로 표시되어 범주로 구분된 변수이다. 질적변수는 자료의 속성을 나타내며, 그 예로는 성별(남,여), 경제상태(상, 중, 하), 혈액형(O, A, B, AB) 등을 들 수 있다.

■ **양적변수**(quantitative variable)

수치로 측정되어 그 결과가 수의 크기로 얻어지는 자료를 양적자료라고 하는데, 신장, 몸무게 등과 같이 숫자로 표시한 변수이다.

① 연속변수(Continuous variables) - 수량화된 등간격이 무한한 경우이다. 몸무게의 경우와 같이 측정기계의 민감도에 의하여 제한되는 경우가 많다.

② 이산변수(Discrete variables) - 유한적으로 수량화된 등간격을 갖는다. 예를들면, 담배의 수, 날짜 등이다.

(3) 측정척도

자료를 수집하기 위해서는 조사대상의 특성을 어떠한 도구로 파악하여야 한다. 이와 같이 조사대상의 특성을 숫자나 기호로 표시한 것이 척도(scale)이다. 변수의 값은 척도로서 잰 내용을 수량적으로 표시한 것이다.

어떤 종류의 척도로 측정하느냐에 따라 측정값은 달라지는데, 척도의 종류는 다음과 같은 4가지가 있다.

■ **명목척도**(nominal scale)

단순히 어떤 대상의 내용이나 특성을 분류하거나 구분하기 위해 사용되는 기호이다. 명목자료는 일반적으로 숫자로 표시하기 힘든 자료이지만 통계분석의 편의상 남자 = 1, 여자 = 2와 같이 숫자로 표시한다. 그러나 여기서 여자가 숫자 2이고 남자가 1이라고해서 여자가 남자의 두배라든가 하는 연산이나 순서의 의미는 없다. 명목척도는 4가지 척도중에서 가장 낮은 수준의 척도이다.

■ **서열척도**(ordinal scale)

순위척도(ranking scale)라고도 하는데, 범주가 순위의 의미는 있지만 순위간에 수량적인 간격의 의미는 없다. 서열척도는 관심의 대상이 되는 사물이나 사건을 순서에 의해 측정한 자료이다. 예를 들면, 개인의 월수입을 구체적으로 조사하지 않고, 경제상태를 상, 중, 하 등으로 구분하여 측정하는 것이다. 이러한 경우 한 대상이 다른 것보다 큰지 작은지만을 구별하게 된다.

■ **구간척도**(interval scale)

순위 뿐만이 아니라 측정치간의 차이에 대해서도 의미가 있는 척도이다. 대표적인 예는 온도인데, 기온 10도는 기온 5도 보다 5도가 높다는 의미를 갖는다. 그러나 2배 높다는 의미는 아니다. 즉 구간척도의 자료는 한 측정값을 다른 측정값으로 나눈 값의 의미는 없다.

■ **비율척도**(ratio scale)

구간척도가 가지는 특성외에 절대원점이라는 개념을 갖는다. 한 대상이 다른 것 보다 얼마나 크고 작은지 구체적으로 측정할 뿐 아니라, 두 측정된 값의 비율이 의미를 갖는다.

예를 들면, 몸무게, 길이, 면적, 연령 등이 여기에 속하는데 몸무게 60kg인 사람은 몸무게 30kg인 사람의 두배라고 말 할 수 있다. 즉, 구간척도인 온도와 비율척도인 몸무게의 근본적인 차이는 절대 영이 없느냐 있느냐의 차이이다. 무게가 0이라는 것은 무게가 없는 것이지만, 온도가 0이라는 것은 온도가 없다는 뜻은 아니다. 온도 0은 사람들이 임의로 정한 빙점의 표시인 것이다.

표 2 측정척도

변수	척도	예
질적변수 이산변수	명목척도	성별, 종교
	서열척도	계급, 석차
양적변수 연속변수	구간척도	온도, IQ
	비율척도	신장, 몸무게

(4) 변수간의 관계분석 방법

분석하고자 하는 자료가 어떤 변수인가에 따라 적용 가능한 통계적 방법이 결정된다. 어느 정도 통계적 방법에 익숙한 이들은 변수의 변형을 통하여 다양한 통계적 방법으로 분석할 수 있다. 그러나 본 교재에서는 기초통계학 분야에서 주로 사용되는 분석방법에 대하여 서술하도록 한다.

▪ 단일 변수에 대한 분석방법

한 변수에 대한 통계적 분석은 기술적 분석이 주로 이루어진다. 앞에서 언급한 바와 같이 명목, 서열척도의 경우는 그들 변수의 자료에 대한 속성을 파악하기 위하여 질적분석이 이루어진다. 즉, 자료를 이용하여 비율,최빈수,범위, 4분위,첨도,왜도 등을 파악함으써 자료의 형태를 파악하게 된다. 비율,구간척도의 경우는 자료에 대한 수량적인 분석이 가능하기 때문에 양적인 분석을 하게 된다. 평균,표준편차,중위수,최빈수,첨도,왜도 등을 산출하게 된다.

표 3 단일변수에 대한 분석방법

변수	척도	예
척 도	명목, 서열척도	구간,비율척도
통 계 량	비율, 최빈수,범위	평균, 표준편차, 중위수, 최빈수

■ 두 변수에 대한 분석방법

두 변수에 대한 분석방법의 경우는 분석하고자 하는 변수가 두개 존재하게 되는데, 이들 변수가 독립변수와 종속변수이다.

독립변수는 설명변수 혹은 원인변수 라고도 하는데 다른 변수의 상태나 분포를 설명하는 역할을 하는 변수이다. 종속변수는 결과변수라고 하는데 독립변수에 의하여 설명되어지는 변수이다. 예를 들면, 학년별에 따라 신장의 크기를 파악하는 경우에 독립변수는 학년이 되고, 종속변수는 신장이 된다. 또 다른 예는, 담배가 폐암에 미치는 영향을 파악하고자 하는 경우에 독립변수(원인변수)는 담배이고, 종속변수(결과변수)는 폐암이 된다.

일반적으로 많이 이용되는 두 변수에 대한 통계적 분석방법은

[표 4]에 나타난 바와 같다. 구체적인 내용은 추후 다른 장에서 다루게 된다. 따라서 본 장에서는 분석하고자 하는 변수에 따라 다양한 통계적 분석방법이 이용된다는 것만을 지적해 둔다.

표 4 두 변수에 대한 분석방법

	독립변수	종속변수	적용 가능한 통계기법
단변량	명목 명목 구간 구간	명목 구간 명목 구간	카이자승, 빈도분석 t-검정, 분산분석, 로짓모형, 프로빗모형 상관분석, 회귀분석,
다변량	명목 명목 구간 구간	명목 구간 명목 구간	로그선형모형 다원분산분석 로지스틱모형, 판별분석 다변량 회귀분석
	독립,종속변수 구분없음		요인분석, 집락분석

4) 모집단과 표본

(1) 모집단이란?

모집단(population)은 조상의 대상이 되는 전체 집단이다. 어떤 조사에서나 모집단을 모두 조사하고 분석하는 것이 가장 좋은 방법이다. 그러나 연구자의 시간적, 경제적 제약으로 이하여 모집단 전체를 대상으로 연구할 수 없는 경우가 많다. 따라서 통계학의 주요 목적은 모집단의 일부에 관한 정보를 근거로 모집단의 성질을 찾아 합리적인 의사결정을 수행하는 데 있다.

보건통계학을 수강하는 학생들의 중간고사 시험성적을 알고자 할 때, 모집단은 보건통계학을 수강하고 있는 전체 학생이다. 전체 학생을 대상으로 성적을 알아보기가 어려울 경우 일부 학과나 혹은 일부 학생을 대상으로 보건통계학 중간고사 시험성적을 조사하여 이를 토대로 하여 전체 학생들의 평균점수를 추측하게 된다. 이런 경우 대표집단으로 선출된 일부 학생 혹은 일부 학과의 학생이 표본이다.

표본은 반드시 조사하고자 하는 모집단에서 뽑아야 한다. 또한 표본이 뽑히게 될 모집단은 명확하게 정의되어야 한다. 예를들어 단위 인구당 어떤 질병의 유병율 예측한다면 단위 인구의 크기를 명확히 기술해야 한다. 표본이 실제로 뽑히는 조사가능 모집단(accessible population)으로 부터의 결과가 일반화하고자 하는 대상 모집단(target population)에 잘 부합되어야 한다. 모집단에 대한 정의가 명확해야 조사에 포함되는 범위가 명확하게 된다.

(2) 종류

▪ 유한모집단

모집단의 크기에 상관없이 모집단의 구성원 수가 한정된 집단을 유한모집단(finite population)이라 한다. 예를 들어 우리나라의 65세 이상 인구와 같이 그 범위와 대상자가 분명하게 제한된 모집단을 유한모집단이라 한다.

▪ 무한모집단

모집단을 구성하는 구성요소가 무한한 모집단을 의미한다. 예를 들어 제약회사에서 특정한 약품을 생산할 경우 앞으로 판매될 약품의 용량의 경우는 그 범위를 파악하기 어렵다. 이러한 경우의 모집단을 무한모집단(infinite population)이라 한다. 무한모집단의 경우는 특히 전체에 대한 조사가 불가능하므로 표본을 뽑아 조사하게 된다.

(3) 표본

▪ 표본추출방법

표본추출(sampling)은 관심의 대상인 모집단으로 부터 그 특성을 대표할 수 있는 표본을 뽑아내는 것을 말한다. 모집단(population)은 그 대상이 다양하며, 모집단의 구성요소를 표본단위(sampling unit)라고 한다.

표본은 표본추출방법에 따라 확률표본, 비확률표본으로 구분된다. 확률추출은 표본단위 하나하나가 표본으로 뽑힐 동일한 확률을 갖게 하는 것이다. 이 확률추출에 의한 자료를 분석할 때는 추출에 따른 오류, 즉 표본오차를 확률적으로 유추할 수 있어서 추정치의 정확도를 객관적으로 표시할 수 있다. 확률추출에는 단순확률추출, 층화확률추출, 집락추출, 계통추출 등을 들수 있다.

비확률추출은 표본을 수집하는 사람의 판단에 의해 추출단위를 뽑는 방법이다. 이 방법을 판단추출이라고도 부르는데, 조사자가 전체 모집단을 관찰하여 평균에 가깝다고 판단되는 표본을 뽑는 것이다. 표본을 추출하는 사람이 그 분야에 전문가이고 풍부한 경험이 있는 경우에 실시하지만, 대부분의 경우 이러한 표본의 자료로 부터 얻은 결론을 일반화하는데는 많은 제한이 있다.

비확률추출방법에는 우연히 만나게 되는 대상을 조사하는 우연적 추출법, 연구자의 판단에 입각한 판단추출법, 각 분석 항목별로 미리 정해진 사례수의 응답자들을 얻기 위한 할당추출법, 어떤 가설에 입각한 모집단에서 추출하는 의도추출법 등이 있다.

기초통계학에서는 확률표본을 중심으로 자료를 다루게 되므로 본 교재에서는 비확률추출은 생략하고, 확률추출을 중심으로 설명한다.

① **단순확률추출**(simple random sampling)

가장 단순하고 일반적인 추출방법으로서 모집단의 구성요소 하나하나가 뽑힐 확률이 똑같은 방법이다. 일반적으로 난수표를 이용하여 무작위추출 한다.

- 난수표 사용시 유의할 사항
  - a. 모집단의 크기가 3자리이면, 일련번호 2의 경우는 002로 쓴다.
  - b. 난수표를 사용하기 전에 나오는 숫자를 가로로 읽을 것이가, 세로로 읽을 것인가를 결정해야 한다.
  - c. 난수표에서 같은 번호가 나오면 다시 뽑는다.

② **층화확률추출**(stratified random sampling)

모집단이 갖고 있는 특성을 고려하여, 모집단을 성별, 연령별, 지역별, 경제별 특성에 다라 부분집단인 계층(strata)으로 나누고, 각 부분집단으로 부터 표본을 무작위로 추출하는 방법이다.

층화확률추출은 우선 모집단을 몇 개의 부속군으로 나누고 각 집단에서 단순확률추출로 1개 이상의 원소를 뽑게된다. 이렇게 부속군을 만드는 과정을 층화(stratification)라고 하며, 층화된 각 집단을 층(stratum)이라고 한다. 층화의 각 층 구성원소들은 서로 비슷하여 층내에서의 분산은 적고, 층간의 분산은 커서 서로 이질적이어야 한다.

③ **집락추출**(cluster sampling)

광범위한 대규모 조사에서 많이 쓰이는 방법으로, 가장 크고 광범위한 표본단위로 부터 시작하여 좀더 작은 규모의 표본단위로, 그 다음은 가장 기본적인 단위나 모집단의 요소로 내려가면서 뽑는 방법이다. 집락(cluster)이란 조사단위의 집합체를 말하며, 이 집락을 추출단위로 하여 추출하는 방법이 집락추출법이다.

예를 들면 10개 아파트동에 거주하고 있는 주민중에서 50명을 표본으로 뽑고자 할 때, 먼저 아파트동 하나하나를 집락으로 보고 10개의 집락에서 5명씩을 추출하는 방법이다.

집락추출은 층화추출과 달리 집단내의 구성요소가 이질적이고 집락간에는 서로 유사한 경우에 실시하게 된다. 집락의 구성성질에 따라 집락추출과 층화추출 중에서 하나를 선택하게 되는데, 집락내 이질성이 크고, 집락간 유사성이 큰 경우에는 각 집락이 모집단을 잘 대표한다고 생각할 수 있기 때문에 집락추출이 타당하다.

집락추출을 실시할 때 대부분의 연구자가 가장 많이 부딪히는 문제는 같은 모집단에 대해서 몇개의 집락을 추출해야 단순확률추출의 정도와 같아질 것인가 하는 것이다. 이러한 문제에 대한 정답은 표본이 추출된 모집단에 대해 얼마나 정보를 갖고 있는가에 달려 있다. 즉 집락내의 어떤 변수에 대한 분산 또는 집락변수에 대한 분산 등을 알아야 한다. 집락추출에서의 표본의 크기는 집락추출의 상대정확도에 비춘 급간 상관관계, 동일성의 측정 등의 방법으로 산출하게 되는 것이다.

④ **계통추출**(systematic sampling)

모집단에서 시간적으로나 공간적으로 일정한 간격을 두고 추출하는 방법으로, 간편하고 기계적인 면이 있어서 컨베이어벨트 생산방식과 같이 제품이 연속적으로 검사되는 경우에 실시한다. 그러나 모집단 자료의 순서 가운데 예측하지 못한 주기성이 있다면, 뽑힌 표본이 한쪽에 치우친 결과를 가져올 수 있으므로 그 주기성들은 사전에 점검되어야 한다.

계통추출방법은 대규모의 조사에 주로 사용되며, 단순확률추출보다 추출작업이 쉽고, 경우에 따라서는 표본의 정도가 높기 때문에 실제조사에서 널리 사용되는 방법이다.

■ 표본의 크기

통계조사를 실시할 때 우선 부딪히는 문제는 표본의 크기에 관한 것이다. 주어진 정확도와 신뢰수준을 만족하면서 현실적으로 제한된 시간과 비용에 적합한 최적의 표본크기를 결정하는 것은 쉬운 일이 아니다. 표본의 크기를 결정하는 데는 많은 요인들이 작용하며, 관여하는 변수들 사이에는 서로 강한 연관성이 있으므로 이를 사전에 충분히 고려해야 한다.

표본의 크기는 한번에 결정하기 보다는 몇번에 걸쳐 여러 경우를 현실적 여건을 고려하여 검토한 다음에 최종적으로 결정하는 것이 바람직하다. 표본의 크기가 필요 이상으로 크면 예산이 낭비될 뿐 아니라 오차가 개입되어 정확도가 떨어질 수 있고, 반대로 표본의 크기가 작으면 표본의 정확도가 떨어진다.

구체적인 표본수를 결정할 때는 과거에 유사한 목적으로 이루어진 조사의 표본크기를 참고로 하여 결정하는 것이 필요하다. 일반적으로 표본의 크기를 결정할 때 고려해야 되는 항목은 아래와 같다.

a. 모집단의 특성치
b. 전체 발생빈도를 고려
c. 표본추출단위
d. 조사과정에서 누락되는 대상자
e. 혼란변수의 효과
f. 통계검정방법
g. 제 1종, 2종 오류
h. 가설, 가설의 수

(4) 모수와 통계량

추리통계학을 이해하기 위하여 기본적으로 필요한 개념은 모수(parameter)와 통계량(statistic) 이다. 모집단의 특성이 수치화 된 것을 모수라고 하며, 표본의 특성이 수치환 된 것을 통계량이라 한다. 모수나 통계량은 그 의미에서는 같고 다만 표시하는 수식에서 차이가 있다. 모수나 통계량 중에서 가장 많이 사용되고 있는 것이 평균, 분산, 표준 편차, 비율 등이다. 추리통계에서는 표본의 통계량을 기준으로 하여 모수를 규명하고자 한다. 표본의 평균을 이용하여 모집단의 평균(μ)을 예측한다든지, 표본의 분산(S^2)을 기준으로 모집단의 분산(σ^2)을 규명하는 것은 추리통계학에 속한다.

보건소 건강증진 이야기

초판 인쇄 • 2008년 11월 7일
초판 발행 • 2008년 11월 14일

지은이 • 이주열 · 이인숙 공저

펴낸이 • 김기봉
펴낸곳 • **메디컬코리아**

주소 • 서울시 마포구 망원2동 435-42 라이져빌딩 2층
출판등록 • 2005년 12월 7일 제307-2005-50호
전화 • 02-909-3141
팩스 • 02-338-4832
전자우편 • meko7@paran.com
홈페이지 • www.medical-korea.co.kr

ISBN 978-89-92284-75-2 (93510)

값 20,000원